CONTRIBUTION A L'ÉTUDE

DU

MYCOSIS FONGOÏDE

(Symptomatologie, Anatomie pathologique)

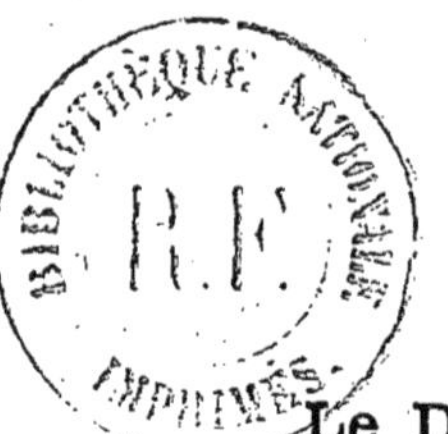

PAR

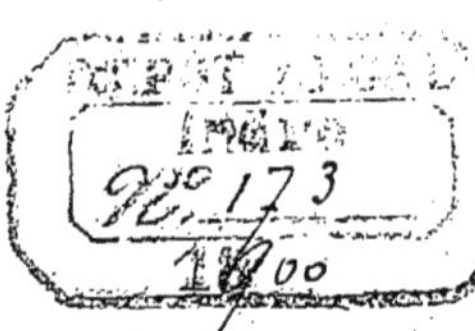

Le Docteur A. G. MATZA

DE LA FACULTÉ DE MÉDECINE DE PARIS

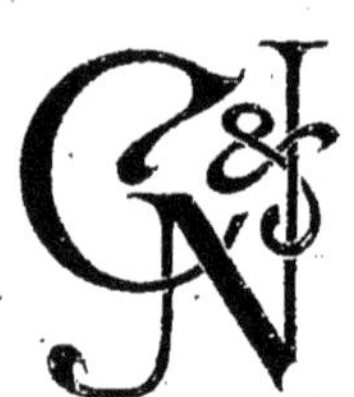

PARIS

GEORGES CARRÉ ET C. NAUD, ÉDITEURS

3, RUE RACINE, 3

1900

A MA FEMME

A MON FRÈRE

A. M.

AVANT PROPOS

En terminant mes études médicales, je remplis un devoir qui m'est cher, en apportant à tous mes maîtres, tant des Hôpitaux que de la Faculté, le tribut de ma reconnaissance. Que ces maîtres, M. le professeur Duplay, MM. Reclus, Maygrier veuillent bien trouver ici, l'assurance de ma respectueuse gratitude.

Je n'oublierai jamais que M. Brocq m'a prodigué, en plus de son enseignement, ses soins précieux et dévoués pendant une pénible maladie, me donnant ainsi une double occasion de le remercier chaleureusement.

J'ai eu le bonheur d'être pendant deux années consécutives l'externe de M. le professeur Dieulafoy à l'hôpital Necker d'abord, et plus tard, lorsqu'il prit possession de la chaire de clinique médicale, à l'Hôtel-Dieu.

Ces deux années seront toujours pour moi l'époque rayonnante de ma carrière d'étudiant, car je me souviendrai toujours avec quelle générosité, quel dévouement infatigable quelle éloquence merveilleuse, ce maître a su en instruisant notre esprit, créer dans nos cœurs avec une admiration sans bornes, une affection inaltérable.

M. le professeur Fournier veut bien me faire aujourd'hui l'honneur de présider ma thèse; c'est d'ailleurs dans son service que j'ai puisé les éléments qui la composent. Tous mes efforts ont tendu à essayer de rendre ce travail digne d'un tel président; mais je sens bien qu'il lui faudra faire appel à toute son indulgence pour ne pas trouver mon espérance trop ambitieuse.

INTRODUCTION

Ce sujet du mycosis fongoïde, bien que traité déjà maintes fois, nous paraît présenter encore quelque intérêt, tant au point de vue des multiples aspects cliniques de cette affection, qu'au point de vue des lésions histologiques qu'elle présente.

Nous avons donc limité notre travail à ces deux points : symptomatologie, anatomie pathologique. C'est surtout dans cette dernière partie que nous avons essayé, sinon de faire œuvre nouvelle, du moins d'apporter des arguments originaux et de soutenir une opinion déjà ancienne, en nous basant sur des découvertes anatomo-pathologiques plus récentes.

L'opinion de Ranvier, Gillot, Debove et Landouzy, qui faisaient du mycosis fongoïde, un lymphadénôme ou, comme ils disaient, une localisation à la peau de la lymphadénie, ignorée d'abord à l'étranger, attaquée en France, avait été abandonnée par presque tous les dermatologistes. Besnier et Doyon, Brocq et Vidal, Gaucher, quoique n'étant pas d'accord sur la place qu'il convenait d'attribuer au mycosis fongoïde dans le cadre nosologique, ne s'entendaient pas moins sur un point important, à savoir que le mycosis n'a aucun rapport avec le lymphadénôme.

Il n'est que juste de dire, que tous ceux qui en France ont une compétence indiscutable en anatomo-pathologie générale ou purement dermatologique Ranvier, Darier, Leredde, conservaient encore l'ancienne opinion, malgré les travaux de Unna et de Philippson qui la venaient battre en brèche.

Il nous a semblé intéressant de présenter toutes ces opinions, réunies dans un même travail, puis, ayant apporté par notre étude personnelle, une contribution si légère soit-elle à la question, d'essayer de la résoudre, de combattre l'interprétation et l'argumentation de ceux qui veulent faire du mycosis, un sarcôme ou quelque chose d'approchant.

Il est regrettable que nous n'ayons pas pu avoir en main, un nombre plus grand de documents ; le mycosis est une maladie rare et l'on n'a pas souvent l'occasion d'étudier la contexture histologique de ses tumeurs. Nous en avons trouvé un cas typique dans le service de M. le professeur Fournier ; il a bien voulu nous permettre de l'étudier ; c'est de cette étude, que nous avons comparée à celles de nos devanciers, que nous avons tiré nos conclusions ; nous n'avons pas l'orgueil de croire qu'elles ne pourront pas être infirmées plus tard ; il viendra peut-être un jour, où une affection, qui cliniquement aura été classée sous l'étiquette de mycosis fongoïde, sera démontrée, avoir une structure microscopique analogue à celle des sarcômes. Ce jour là, la discussion devra reprendre sur de nouvelles bases; mais jusqu'alors nous pouvons affirmer d'une manière certaine que notre cas est purement et simplement un lymphadénôme, modifié par des infections surajoutées et croire, que dans les théories qui ont été émises, certaines péchaient par défaut d'interprétation.

Nous croyons l'avoir démontré dans ce travail; tel a été notre but et nous espérons que le fait d'y avoir atteint, suffira à faire accepter avec complaisance notre tribut augural.

***

Nous avons divisé notre thèse en trois parties; on trouvera dans la première un court historique de l'affection qui nous occupe, suivi de l'énumération de ses symptômes cliniques. Pour ceux-ci nous les avons étayés sur des observations et nous avons eu soin dans l'énumération des signes cliniques, de renvoyer pour chacun d'eux le lecteur à l'observation correspondante.

Dans la seconde partie, après avoir exposé les diverses théories relatives à l'anatomie pathologique, et à la nature du mycosis fongoïde, nous donnons les résultats de notre analyse histologique et nous tirons de la discussion qui les suit nos conclusions.

Enfin, la dernière partie contient les observations.

PREMIÈRE PARTIE

DÉFINITION — HISTORIQUE

« Le mycosis fongoïde est une des formes morbides de la peau, forme commençant par des lésions à peine perceptibles, eczématiformes et accompagnées d'un violent prurit, lesquelles après un laps de temps plus ou moins long, se transforment en infiltrats plats ou tubéreux, plus tard en tumeurs très étendues, fongueuses ulcérées et papillaires. »

(Kaposi, Besnier et Doyon).

La première observation de mycosis fongoïde, dont on ait connaissance, est sans contredit celle qu'Alibert a publiée dans sa description des maladies de la peau, dont la première édition remonte à 1810. La seconde, éditée à Bruxelles, chez Auguste Wahlen en 1825, mentionne deux espèces différentes dans le genre *Pian* ou *Frambœsia*. Le *Pian Ruboïde* ou *Frambœsia Batoïdes* et le *Pian fongoïde* ou *Frambœsia mycoïdes*.

Ce n'est que 4 ans plus tard, lorsque Alibert, publia sa monographie des dermatoses (Paris, 1832), que l'on voit paraître pour la première fois le terme mycosis fongoïde. En effet, l'auteur dans sa classification des maladies de la peau, donne au septième groupe, le nom de groupe des *dermatoses véroleuses*, qu'il divise en deux genres : le genre *syphilis* et le genre *mycosis* ; ce dernier est lui-même subdivisé en trois espèce différentes :

Mycosis framboisé,
Mycosis fongoïde,
Mycosis syphiloïde.

Quoi qu'en ait dit Bazin, qui trouve qu'à propos de cette question « Alibert a plutôt embrouillé la science, qu'il ne l'a éclairée » (1), la description de ce dernier, malgré les confusions inévitables à une époque où la dermatologie commençait à peine à exister, n'en reste pas moins exacte. L'observation unique qu'il publie, celle du nommé Lucas, concorde absolument, autant qu'il est possible de s'en rendre compte, avec ce que nous savons du mycosis fongoïde. Alibert dit en effet que « cette affection extraordinaire, débuta par une éruption furfuracée, qui n'offrit d'abord aucun symptôme alarmant; peu de temps aprés, il se développa, sur différentes parties du corps, de petits tubercules offrant une surface lisse et vernissée, sans changement de couleur de la peau. Quelques-uns néanmoins présentaient une légère couleur brunâtre; ils avaient leur siège sur divers points de la face tels que le front, les sourcils, les paupières, le nez, les joues, la lèvre supérieure dans toute son étendue,

(1) *Dictionnaire Encycl. des sciences médicales*. Art. mycosis,

le menton, etc., il en survint également aux aisselles, aux jarrets, aux aînes, à la hanche droite, aux bourses, à la partie interne des cuisses, aux jambes, etc. Ces tubercules ressemblaient d'une manière parfaite à des morilles ou aux champignons désignés sous le nom d'agarics..... ils reposaient sur une grande base, et présentaient une contexture spongieuse ; ils fournissaient une humeur roussâtre qui teignait le linge, tantôt en vert, tantôt en jaune. Cette humeur devenait concrète par l'action de l'air et formait à leur surface une couche croûteuse de couleur brune grisâtre, ayant un aspect luisant et s'enlevant d'elle-même après la dessication. La plupart de ces tumeurs finissaient par se crever et s'affaisser sur elles-mêmes ; elles laissaient à leur place une peau flétrie et inerte. . . . .
Quelques-unes de ces tumeurs avaient la forme d'une aveline ; d'autres étaient oblongues et simulaient assez bien des pommes de terre ou des champignons. . . . . .
. . . . Lucas fut malade cinq ans et languit sept mois, dans son lit. . . . . . Il devint d'une extrême maigreur et se trouvait à la fois tourmenté par la lienterie et par un appétit vorace ; il s'éteignit enfin dans les langueurs de la fièvre hectique ».

N'est-ce point là une bonne observation clinique de mycosis fongoïde ?

Pourtant, les objections de Bazin, n'en sont pas moins fondées. Alibert, confond le mycosis avec diverses affections qui n'ont aucun rapport avec lui. C'est, dit-il, la vérole d'Amboyne de Bontius, le Pian des îles Moluques, le Terminthe des anciens. Bateman l'a décrit sous le nom de Molluscum. « Ces paroles — écrit Bazin — nous prouvent qu'en 1833, à l'hôpital Saint-Louis de Paris, on confondait le molluscum contagiosum de Bateman avec le mycosis fongoïde. Mais que dis-je en 1833 ! Ne voyons nous pas la même erreur se reproduire en 1847 dans la quatrième édition du Traité des maladies de la peau de Cazenave et Schedel, et (chose plus surprenante encore), cette erreur répétée dans le livre de Gibert (Traité pratique des maladies de la peau et de la syphilis, troisième édition représentant l'état actuel de la science, Paris 1860) ! »

En 1851, Bazin observa dans son service de l'hôpital Saint-Louis une femme atteinte de mycosis fongoïde généralisé dont il a fait prendre le dessin par M. Bion. Depuis cette époque, et jusqu'en 1876, lorsque paraît son étude sur cette affection dans le dictionnaire Dechambre, il lui a été donné de voir neuf faits de même nature. Ses leçons ont été publiées par le docteur Guérard en 1862 sous le titre de Leçons théoriques et cliniques sur les affections cutanées artificielles.

Il reconnaît que le mycosis fongoïde est une maladie spéciale, la *diathèse fongoïde*, dont toutes les formes ne sont pas encore connues, mais il y englobe le fongus acnéique et les tumeurs érectiles. L'année suivante, Guérard publie son mémoire : *Du mycosis fongoïde généralisé, des rapports qu'offre cette affection avec l'éléphantiasis des Grecs*, dans lequel l'auteur expose les idées de son maître, qui avait tenté d'assimiler le mycosis à la lèpre et l'avait appelé *lèpre indigène*, bien qu'il se soit défendu plus tard d'avoir jamais conclu à l'identité (1).

(1) Besnier, Doyon et Kaposi. Deuxième édition française. Note 1, p. 615.

Vers la même époque (1862) Hardy, donne une bonne description clinique du mycosis, sous le nom de lichen hypertrophique. Enfin en 1864, Köbner en donne le premier, une analyse histologique. Il dénomme cette affection « beerschwammänliche, multiple papillargeschwülste der haut » « tumeurs papillaires multiples de la peau » ; tumeurs de granulations, granulômes (1)

A partir de cette époque, les travaux se multiplient, tant en France qu'à l'étranger, et, chose curieuse, les travaux français ne sont pas connus à l'étranger et en revanche les études faites dans les autres pays ne sont pas mentionnées, ou sont même ignorées par les français.

Avec l'apparition de la thèse de Xavier Gillot (Etude sur une affection de la peau décrite sous le nom de mycosis fongoïde), commence ce qu'on pourrait appeler, la période anatomo-pathologique de l'histoire du mycosis fongoïde. On trouvera plus loin, le résumé de l'analyse histologique faite par Ranvier, d'une tumeur prise sur la nommée Julienne Battet femme Poisson. C'est dans cet examen, que l'on trouve mentionnée pour la première fois l'existence de ce fameux *reticulum*, semblable à celui que l'on trouve dans le léymphadénôme et dont la présence a valu pendant longtemps au mycosis fongoïde d'être classé sous l'étiquette de lymphadénie cutanée.

Dans les années 1871, 1872, 1873, paraissent des observations et des examens histologiques de Landouzy, Debove, Ranvier, Malassez et enfin le travail d'ensemble de Demange, élève de Vidal qui dans sa thèse inaugurale

(1) Besnier et Doyon. *Loc. cit.*

reconnaît que, de même qu'il y a une lymphadénie splénique, ganglionnaire, intestinale, etc., il y en a une *cutanée* qui est le mycosis fongoïde. C'est également à cette opinion, mais sans enthousiasme que se rallie Bazin : « En résumé nous admettons, *tout en faisant des réserves*, que le mycosis fongoïde est comme tumeur, comme affection locale, un lymphadénome cutané, produit spécial que l'on rencontre dans divers systèmes de l'économie, et qui est l'expression d'une diathèse appelée par Trousseau, Gillot et Demange, diathèse lymphatique, et que, pour éviter toute confusion, nous proposons d'appeler diathèse lymphadénique. »

A l'étranger, pendant ce temps, personne ne discutait la doctrine de la nature lymphadénique du mycosis fongoïde et ceci pour une bonne raison, c'est que personne ne la connaissait. Des opinions bien différentes étaient émises. *Hebra* qui observait un cas, le nommait vaguement « néoplasme » (Besnier et Doyon). Geber qui l'avait examiné histologiquement, le dénommait : tumeur inflammatoire, fongueuse de la peau semblable à un champignon en forme de baie (Besnier et Doyon) : Duhring l'appelait *a case* of *inflammatory fungoid neoplasm* ; c'était la première fois que l'on faisait intervenir l'inflammation ; Duhring par là, émit une hypothèse qui aujourd'hui encore est soutenue par de nombreux partisans.

Un autre américain Heitzmann soutenu par Taylor, d'après des examens anatomo-pathologiques, fait rentrer le mycosis fongoïde, dans la catégorie des sarcômes. Cette opinion est également celle de M. Gaucher, qui croyons-nous l'a soutenue le premier en France.

En 1885, lorsque paraît le mémoire de Vidal et de Brocq sur le mycosis fongoïde, trois opinions étaient en présence.

a) La lymphadénie cutanée,

b) Sarcomatose cutanée,

c) La néoplasie inflammatoire fongoïde de Duhring.

Vidal et Brocq, après avoir publié 6 observations, donné un excellent tableau clinique de l'affection, et fourni du type dit à tumeurs d'emblée une description qui est restée classique, pratiquèrent une biopsie sur un de leurs malades, en firent examiner les coupes par Siredey et arrivèrent à la conclusion que le mycosis fongoïde, ne pouvait rentrer dans aucune des trois catégories précédemment décrites et qu'il fallait en créer une quatrième.

d) Le mycosis est une entité morbide distincte, se rapprochant, au point de vue histologique, des granulomes et des sarcômes lymphadéniques myxoïdes.

Il ne s'est pas produit d'autre théorie depuis, du moins à notre connaissance; les dermatologistes se sont contentés de rompre des lances, chacun en faveur de son opinion, sans parvenir malheureusement à se mettre d'accord.

Quelques faits saillants sont à mettre en lumière dans l'histoire du mycosis dans ces dix dernières années :

En 1889, au Congrès de Paris, à propos d'un malade de Hallopeau, Darier décrit pour la première fois les nids de cellules intra-épidermiques sur lesquels nous reviendrons.

En 1891, Unna fait paraître son histo-pathologie des maladies de la peau et donne, grâce à ses méthodes de coloration nouvelles, une bonne étude anatomo-patholo gique du mycosis.

L'année 1892, voit éclore, au Congrès de Vienne, l'étude de MM. Besnier et Hallopeau, sur les Erythrodermies prémycosiques à laquelle aujourd'hui encore il n'y a pas un mot à ajouter ou à retrancher.

Le travail de Philippson, date aussi de la même année.

Enfin, depuis 1893 jusqu'à aujourd'hui, le seul auteur qui se soit occupé de façon suivie de l'étude clinique et anatomo-pathologique du mycosis fongoïde, avec suite compétence et succès, c'est E. Leredde, dont nous reproduisons plus loin des observations et des biopsies et qui a entre autres publié (en collaboration avec Weil), les solides conclusions que lui ont fourni l'examen complet de trois malades suivis d'autopsies (1).

(1) *Archives de Médecine expérimentale*. 1895.

SYMPTOMATOLOGIE

Peut-on entreprendre un tableau d'ensemble des lésions du mycosis fongoïde ? Les formes cliniques ont-elles assez de points communs entre elles, pour qu'il ne soit pas nécessaire d'en scinder la description ?

Bazin, dans l'admirable article qu'il lui a consacré dans le Dictionnaire Dechambre, en trace un tableau d'ensemble qui est resté classique et auquel, aujourd'hui même, il y a bien peu de chose à reprendre. Il étudie le mycosis à deux points de vue : *symptômes locaux*, et *symptômes généraux*.

Le professeur Jaccoud et M. Labadie-Lagrave, qui en donnent une description dans le *Nouveau dictionnaire de médecine et de chirurgie pratiques*, englobent le mycosis fongoïde dans la leucocytémie et rattachent la symptomatologie propre de celui-là à l'étude des signes cliniques de celle-ci.

Plus récemment, MM. Besnier et Doyon, dans leur traduction si richement annotée du traité de Dermatologie de Kaposi consacrent un chapitre entier au granulôme fongoïde (Auspitz), qu'ils étudient dans son ensemble, en lui attribuant deux périodes :

1° Période prémycosique ;

2° Période des tumeurs confirmées.

Gaucher *(Traité des maladies de la peau)* adopte la même division. Il n'en est plus de même, dans le traité le plus récent qui ait paru, dû à la collaboration de MM. H. Halloppeau et E. Leredde (1). Ces Messieurs, après avoir constaté que l'on peut voir des érythrodermies prémycosiques persister indéfiniment, d'autres fois des tumeurs se développer d'emblée sans avoir été précédées d'érythème, souvent, des néoplasies s'ulcérer à mesure qu'elles se développent, enfin des érythèmes survenir secondairement, dans des cas de tumeur initiale, en concluent que « la description de la maladie ne peut être donnée en un tableau unique, du moins, en ce qui concerne la période d'état. » Aussi, étudient-ils les différentes formes éruptives qu'ils rangent dans les deux catégories suivantes, lesquelles comportent chacune des subdivisions :

1° *Eruptions superficielles et passagères* qui peuvent être : érythémateuses, ortiées, bulleuses ou purpuriques ;

2° *Formes superficielles et persistantes* qui peuvent être : érythémateuses, eczémateuses, lichénoïdes, bulleuses, hémorrhagiques, squameuses, pustuleuses, végétantes, ulcéreuses. Ils étudient en dernier lieu, la forme en tumeurs, après quoi ils décrivent les combinaisons que les différentes formes présentent entre elles.

Sans nous permettre de critiquer une pareille division,

(1) Hallopeau et E. Leredde. *Traité de dermatologie*, Paris, 1900. Rueff éditeur.

extrêmement rationnelle et très scientifiquement présentée, nous ferons remarquer, qu'à notre avis, l'extrême polymorphisme clinique du mycosis fongoïde, avant et même pendant l'apparition des tumeurs, rentre difficilement dans des cadres qui, malgré leur nombre, ne peuvent pas contenir les diverses formes de cette affection.

En effet, dans les trente observations que nous publions, soit en résumé, soit in-extenso, dans ce travail, il n'en est pas deux qui soient absolument semblables; souvent leur mode de début est le même, mais leur évolution ultérieure présente des différences marquées; d'autres, au contraire, pour un aspect clinique identique, ont eu des débuts différents, de sorte que, pour bien faire, il faudrait construire autant de cases différentes que l'on a de cas et, qui ne voit alors combien cette division, poussée à l'extrême, peut-être nuisible pour la description d'une maladie.

Aussi, quoique nous nous rendions bien compte de tout l'artificiel qu'il y a à englober tous les symptômes dans un même chapitre, nous préférons cette méthode, qui donne, pour ainsi dire, en raccourci, une vue d'ensemble de la symptomatologie si compliquée du mycosis fongoïde, vue d'ensemble, qu'il est nécessaire d'avoir présente à l'esprit pour pouvoir faire un diagnostic.

Nous ne comptons d'ailleurs pas donner ici une description complète des signes cliniques du mycosis fongoïde; cette description a été faite maintes et maintes fois avant nous, par des personnes plus autorisées et plus compétentes en la matière, parmi lesquelles les auteurs qui viennent d'être cités et auxquels il faut joindre Hardy,

Vidal et Brocq (1). Plus modeste est notre ambition ; il nous suffira de donner très succinctement un aperçu de la symptomatologie et d'insister un peu sur les particularités qu'elle peut présenter en appuyant nos remarques sur les observations nombreuses que nous publions plus loin.

Début. — Rien n'est plus variable que le début du mycosis fongoïde ; il n'a rien de caractéristique généralement ; la véritable affection est méconnue et le médecin traitant porte dans la plupart des cas, le diagnostic d'eczéma ou de lichen, ou d'une autre maladie quelconque de la peau. Le début par les tumeurs elles-mêmes, est encore plus difficile à reconnaître, et Vidal et Brocq dans leur monographie insistent longuement sur ce point important.

Dans la majorité des cas, la première manifestation de la maladie revêt le caractère de l'eczéma sec ou suintant, accompagné d'un prurit intense, sujet à des exacerbations, surtout la nuit, lorsque le malade est couché.

D'autres fois, l'accident initial est très limité, et persiste pendant plus ou moins longtemps sans changement notable ; il en est ainsi par exemple dans notre observation n° I, dans laquelle la maladie commença par une tache rouge sur la face dorsale de la main droite, et dans l'observation XV où la plaque initiale resta stationnaire pendant 5 ans.

Dans les observations n° V et VIII, le début se fait par

(1) Vidal et Brocq. Etude sur le mycosis fongoïde (*France médicale*, 1885, nos 79-85).

de petites plaques prurigineuses siégeant au dos et au front.

D'autres fois, c'est un érythème scarlatiniforme qui ouvre la scène (obs. II), érythème scarlatiniforme que l'on connaît bien depuis le travail de Besnier et Hallopeau sur l'érytrodermie prémycosique.

C'est en 1892 au Congrès de Vienne, que ces messieurs présentèrent 6 malades présentant tous l'érythrodermie prémycosique dans ses différentes variétés, et avec ses caractères particuliers.

Ces éruptions surviennent, tout à coup, en pleine santé sans phénomènes généraux prémonitoires, et sous l'influence des causes les plus banales ; ainsi l'observation XXV concerne un homme qui à la suite d'un bain trop chaud, a vu paraître des boutons rouges disséminés sur les avant-bras et des plaques rouges suintantes sur la poitrine. Les malades invoquent les causes les plus diverses pour expliquer l'apparition de leur éruption ; c'est tantôt après s'être rasés, qu'ils observèrent une tache rouge sur la joue, tantôt à la suite d'une suppression de règles (obs. XIII), le plus souvent, ils invoquent une cause morale, chagrin, contrariété, etc., à laquelle ils accordent une importance démesurée.

Comme nous le disons plus haut, les médecins les plus expérimentés eux-mêmes, ne reconnaissent pas d'emblée la maladie et la confondent, la plupart du temps avec l'eczéma, le lichen, ou plus rarement avec le pityriasis rubra pilaris, etc. (obs. IV), selon les différents aspects cliniques que présente le début de l'affection.

Ainsi, par exemple, en ce qui concerne l'eczéma, tous

les médecins sont d'accord pour reconnaître que l'érythrodermie prémycosique lui ressemble fort; Dühring seul fait exception; c'est là une erreur qu'il n'a jamais commise, même cliniquement, disait-il dans un discussion que suscita une présentation de malades atteints de cette affection. Quand au point de vue histologique, on remarque surtout, ajoutait-il, l'absence de lésions primitives de l'épiderme, la maladie étant exclusivement dermique.

La plupart des médecins présents (1) relevèrent l'opinion de Dühring et affirmèrent la difficulté que l'on éprouve à faire le plus souvent un diagnostic ferme.

Depuis la publication de l'étude de Vidal et Brocq sur le mycosis fongoïde, on connaît mieux la forme dite à *tumeurs d'emblée*. Cette forme avait déjà été décrite par Bazin; plus tard, son ancien interne, Debove publia un cas semblable (1872), mais, disent Vidal et Brocq : « il nous semble que notre grand dermatologiste, n'a peut-être pas assez remarqué les différences réelles qui séparent l'évolution clinique de ces deux variétés, il ne les a pas décrites comme variétés distinctes. Le type tumeurs mycosiques d'emblée est noyé dans son article, dans la description de l'autre type ».

Vidal et Brocq en ont publié 4 observations, dont la première est extraite de la thèse de Demange (1); celle qui porte le numéro 4, est remarquable par ce fait que la maladie, qui avait débuté par une tumeur siégeant à la cuisse gauche, avait continué à s'accroître au point de vue de

American Dermatological Association. (Séance annuelle, 27 septembre, 1858).

DEMANGE, *Annales de Dermatologie*, 1874,

tumeurs sans présenter pendant toute sa durée, nulle trace d'éruption lichénoïde, eczématoïde ou autre. Nous en publions deux observations (obs. XVII et XVIII), la dernière surtout intéressante, car elle montre combien le diagnostic est difficile à faire, même dans cette forme si particulière, puisque le médecin traitant a crû pendant longtemps à des furoncles ou à des anthrax.

Période d'État. — Quoiqu'il en soit du début, une fois les lésions installées elles évoluent, soit rapidement, soit le plus souvent, avec lenteur, et continuent à présenter un polymorphisme vraiment surprenant.

Il existe cependant un certain nombre de symptômes que l'on retrouve presque toujours.

J.-N. Hyde et F.-H. Montgommery ont dépouillé 32 cas de mycosis fongoïde, parmi lesquels il y avait 21 hommes et 11 femmes; leur âge moyen était de 45 ans. La durée de la période prémycosique durait de quelques mois à 20 ans ; le symptôme dominant était le prurit (32 fois); 28 fois l'éruption était constituée par des plaques érythémateuses, plus ou moins bien limitées, six fois il y avait du suintement et cinq fois des croûtes.

Nous-mêmes sur les 26 observations de mycosis fongoïde que nous avons rassemblées dans ce travail, nous avons trouvé que la fréquence des lésions, est telle que nous la donnons plus bas. Nous tenons cependant à faire remarquer, que certaines d'entre elles sont tellement communes, que les auteurs se sont dispensés de les mentionner, en se bornant à attirer l'attention seulement sur les faits qui leur semblaient sortir de la norme. Ainsi sur 26 observations, le prurit n'est mentionné que 17 fois ; or, comme ce symptôme est constant, et comme d'autre part, ainsi qu'on le verra, son absence est mentionnée soigneusement par les observateurs lorsqu'elle est constatée, nous sommes forcés d'en conclure qu'il existait dans 24 de ces observations. Sous ces réserves, voici, par ordre de fréquence, les symptômes constants que nous avons retrouvés :

Prurit, 17 fois.
Erythèmes, 14 —
Adénopathies, 14 —
Alopécies et raréfaction des poils, 10 fois.
Desquamation, 9 fois
Poussées sudorales, 5 —
Ectropion, 4 —
Œdème, 3 —
Saillies végétantes, 2 —
Prurigo, 1 —

Ce sont là les lésions que l'on rencontre presque toujours — avec la fréquence plus haut établie, bien entendu — dans la période d'état du mycosis fongoïde.

Nous allons passer ces différents symptômes en revue, en insistant sur leurs particularités lorsqu'il y en a.

Prurit. — C'est le symptôme dominant, celui que l'on retrouve toujours. Le prurit chez les mycosiques est exaspérant. Il augmente d'intensité après les repas, vers le soir, la nuit lorsque les malades sont couchés les empêchant de dormir. Aussi presque toujours on rencontre également des lésions de grattage.

Chez la malade du service de M. Fournier, dont nous publions l'observation à la fin, et sur laquelle nous avons étudié les lésions cliniques et histologiques de l'affection qui nous occupe, on trouve des lésions de grattage sur toute l'étendue du corps ; jour et nuit elle se gratte, sans que rien puisse l'en empêcher ; même la nuit en dormant elle se gratte, jusqu'à s'éxcorier la peau. Souvent les malades en ont les ongles usés. M. Hallopeau a croyons-nous signalé le premier ces lésions unguéales ; les ongles au lieu d'avoir le bord libre convexe, l'ont au contraire concave : le frottement auquel ils sont soumis, les rend brillants et lisses (XXIII).

Tel malade (obs. XXIV) pour se soulager se mettait tout nu et avec une brosse ou un gant de crin se frottait vigoureusement sur tout le corps.

Ce prurit n'est jamais douloureux, on verra cependant dans l'observation XXIV, que dans de rares cas, il peut le devenir.

Encore une remarque pour en finir avec ce sujet ; M. Hallopeau, a signalé combien est rare le prurigo vrai, malgré l'intensité du prurit et des lésions de grattage. Nous n'en avons trouvé qu'un cas (XII), dans lequel on l'observait sous forme de traînées linéaires ou de papules rouges avec croûtelles noirâtres.

Eruptions et érythèmes. — Ils sont de plusieurs espèces et constituent le caractère fondamental du mycosis fongoïde avant l'apparition des tumeurs. Le prurit en effet, se retrouve dans un si grand nombre de dermatoses qu'il est impossible de faire fond sur un symptôme aussi banal.

On peut objecter il est vrai, que les érythèmes, sont tout aussi fréquents ; les caractères de ceux du mycosis ne sont pas suffisamment tranchés, pour qu'ils deviennent un signe pathognomonique.

Il n'en est pas moins cependant, que la vue d'une érythrodermatite, généralisée, disparaissant et reparaissant souvent, s'accompagnant d'épaississement de la peau et de l'exagération de ses plis, durant depuis un temps plus ou moins long, font toujours penser au mycosis fongoïde, que l'on diagnostique lorsque les autres symptômes sont venus s'y surajouter.

Les éruptions érythémateuses sont de deux espèces ; non pas qu'elles diffèrent beaucoup par leur aspect clinique, leur différenciation est surtout basée sur leur durée ; il y a une transition insensible, entre la première fugace et la seconde permanente et généralisée, pendant laquelle on verra enfin apparaître le symptôme clinique certain, la tumeur mycosique.

Les érythèmes passagers du début peuvent revêtir des formes différentes ; souvent ce sont des taches rouges, plates, à bords irréguliers, prurigineuses, durant un jour ou deux, puis disparaissant. D'autres fois, elles sont surélevées, roses, papuleuses et simulent une éruption urticarienne ; d'autres fois, c'est un placard eczémateux ou lichénoïde qui, lui aussi, disparaît ; mais, petit à petit, de fugaces et rapidement passagères qu'elles étaient, la durée des lésions s'accroît, augmente ; elles persistent maintenant pendant une semaine ou un mois, elles prennent le caractère permanent et se généralisent.

Nous entrons alors dans l'autre catégorie d'éruptions érythémateuses,

C'est à cette place qu'il faut étudier l'*érythrodermie* ou *érythrodermatite prémycosique,* que nous connaissons bien cliniquement et histologiquement depuis l'important travail de Besnier et Hallopeau sur ce sujet (communication au IIe congrès international de dermatologie. Vienne, 1892).

L'érythrodermatite peut être le symptôme initial du mycosis fongoïde ou ne se manifester qu'un certain temps après d'autres éruptions ; en un mot, elle peut être précoce ou tardive, précéder ou suivre les tumeurs ; elle laisse le plus souvent des intervalles de peau saine et ne se généralise que peu à peu ; elle peut être papuleuse, les papules étant ou non centrées d'un poil, et présentant parfois des dépressions comblées par un grain corné (XXIV).

La rougeur de la peau coïncide avec son épaississement, qui est considérable, l'exagération de ses plis et l'augmentation de sa consistance (Besnier et Hallopeau).

Dans plusieurs des observations que nous reproduisons, dans presque toutes, on note cet épaississement de la peau. Dans l'une d'elles (XXIV), celui-ci est tellement considérable que les instruments tranchants introduits pour pratiquer une biopsie, n'y ont pénétré que difficilement.

Chez la malade, Juliette D..., cet épaississement est manifeste ; elle aussi donne la sensation que sa peau est trop large pour la surface qu'elle recouvre, sensation que tous les cliniciens ont eue et ont décrite depuis Bazin.

Pendant la période érythrodermique, il peut se produire une oblitération des glandes sudoripares ; oblitération qui se traduit par l'apparition de nodules miliaires (XI), ou une dilatation de l'orifice des glandes sébacées (IX), ou des taches pigmentaires sur tout le corps, saillantes quelquefois, situées surtout sur le pavillon de l'oreille ou sur le dos des mains.

La couleur des érythrodermies varie, d'un malade à l'autre, en s'éloignant plus ou moins du rouge ; elle mérite les qualifications : de violâtre, de rose intense ou pâle, de rouge vineux, de rouge violacé, érysipélateux, sombre, framboisé (Hallopeau).

Les érythrodermies peuvent régresser, comme régressent les tumeurs ; elles peuvent disparaître complètement en l'espace de deux ou trois jours ; le malade se croit guéri, il se passe un temps plus ou moins long, après quoi elles font de nouveau leur apparition ; le plus souvent il persiste soit des téguments, soit des placards infiltrés, soit une pigmentation exagérée qui donne à toute la peau malade une coloration marron clair, spéciale.

D'autres fois, sur les grandes nappes rouges (XXIV), il se produit des centres de décoloration et de régression, qui forment des cercles blancs et qui tranchent nettement sur les parties environnantes. Il en est ainsi chez notre malade qui a, au niveau de la région ombilicale, une bande losangique de peau, tout à fait blanche (XXVI).

Les lésions peuvent quelquefois envahir les muqueuses ; on observe alors sur la langue des sillons peu profonds et, entre ces sillons, un épaississement de la muqueuse qui est blanche et nacrée, des ulcérations sur les lèvres ainsi que sur la face interne des joues et sur le voile du palais (VII).

Mais l'éruption prémycosique peut prendre d'autres caractères, elle peut être eczématoïde, très souvent, lichénoïde, echtymatoïde, ou même dans des cas très rares, elle peut ressembler à la pellagre, comme dans un cas de du Castel (IX).

Chez un des malades du service de M. Fournier, dont Malherbe a reproduit l'histoire dans sa thèse inaugurale et qui était atteinte de tumeur mycosique de la cuisse, on constatait sur le tronc des éléments prémycosiques en taches érythémateuses, petites, très pâles, légèrement squameuses, *non prurigineuses* ; cette éruption simulait à s'y méprendre uue *roséole syphilitique*. Wickham, en rapportant cette particularité, à la Société de Dermatologie (1), observait que si le malade n'avait pas eû sa grosse tumeur mycosique à la cuisse, on eût été franchement embarassé.

Dans la séméiologie des roséoles, ajoutait-il, il faudra donc dorénavant, tenir compte d'une roséole prémycosique.

La syphilis, étant elle aussi, une affection essentiellement polymorphe, il était assez naturel qu'on lui trouvât des points de ressemblance avec la maladie qui nous occupe. On verra, d'autre part, dans notre observation III, concernant une malade qui avait ceci de particulier qu'elle présentait tous les éléments du mycosis, réunis, ce qui est rare (on y trouve, en effet, les plaques eczématiques, les îlots lichénoïdes, les plaques érythémateuses, les ortiées et les tumeurs) on verra disons-nous, que la malade portait sur la face de larges papules rondes, rouges sombres, aplaties, non des-

(1) 1895, p. 339.

quamantes, en tout semblables à des papules syphilitiques géantes, si ce n'est qu'elles étaient très prurigineuses.

Alopécies. — Les alopécies se trouvent assez souvent dans le mycosis ; comme on l'a vu précédemment, nous les avons notées 10 fois. Ce ne sont pas des alopécies vraies, il y a plutôt raréfraction des poils. Sur la tête on observe de petits placards alopéciques, ou tendant à le devenir, le cuir chevelu est rasé à leur niveau (obs. I) ; on note souvent la chute des poils du pubis et des aisselles.

Chez notre malade cette raréfraction n'a commencé que depuis un mois, mais elle est actuellement très nette ; les poils du pubis et des aisselles sont tombés.

D'autres fois, les poils des sourcils, la barbe, les moustaches participent à cette dépilation.

Adénopathies. — Elles sont constantes, apparaissent plus ou moins tôt, tantôt au début, tantôt dans le courant de la maladie. Les ganglions inguinaux et axillaires sont frappés le plus souvent.

Ils peuvent acquérir de grandes dimensions, toute la pléïade d'une région peut être envahie.

Les ganglions sous-maxillaires, épitrochléen et préauriculaire sont souvent atteints aussi.

Lorsque ce dernier est très gros et qu'il existe en même temps de l'infiltration de la peau et de l'exagération des plis, la face prend un aspect spécial, semblable au facies léontiasique de la lèpre. X et XVIII

Les ganglions tuméfiés suppurent rarement (VIII).

Dans la seule observation n° XVII on verra que les adénopathies sont inappréciables.

La desquamation s'observe souvent. Les squames peuvent être larges, l'épiderme se détache alors par lambeaux ou bien elles sont au contraire petites, légères et donnent ce qu'on appelle une desquamation furfuracée. Le lit des malades est rempli de squames et de croûtes, leur linge et leurs vêtements également. Dans certains cas le cuir chevelu présente une desquamation pityriasique. On voit surtout des squames dans la paume de la main et à la plante des pieds, elles y forment des placards arrondis, indurés, elles sont épaisses et adhérentes ; leur aspect rappelle le psoriasis ou les syphilides squameuses (1).

Voici maintenant quelques symptômes que l'on observe plus rarement, mais dont la présence, jointe aux signes jusqu'ici énumérés, peuvent faciliter le diagnostic.

Les **poussées sudorales** sont un caractère qu'on a rarement l'occasion de rencontrer. Dans notre observation (XXVI), on verra que depuis environ deux mois, notre malade a eu fréquemment des poussées sudorales ; elles ont coïncidé avec une éruption d'un rouge intense et avec des lypothimies ; M. le professeur Fournier les a attribuées à une intoxication hydrargirique, causée par les injections d'huile au bi-iodure de mercure que l'on faisait à la malade. La compétence de cet éminent maître en matière de traitement mercuriel est telle, que force nous est d'accepter son diagnostic. Nous ferons remarquer cependant que l'on a déjà signalé les poussées sudorales, acompagnant les poussées érythémateuses dans des cas où le traitement hydrargirique ne pouvait pas être suspecté (VII).

L'ectropion est tout aussi peu fréquent. On le rencon-

Hallopeau, Bureau et Weil. — S. F. D., 1897.

tre lorsque l'infiltration dermique est forte au visage, qu'il existe en même temps de l'épaississement des plis de la peau et de l'érythème, les paupières sont violemment sollicitées dans un sens et il se produit de l'ectropion. Bien entendu, comme les lésions mycosiques se produisent et s'évanouissent avec une grande facilité, l'ectropion paraît et disparaît tout aussi facilement. Le malade de M. du Castel est des plus intéressants à cet égard (IX). Son ectropion durait trois ou quatre mois ; les lésions érythrodermiques venaient-elles à cesser, il cessait également, puis de nouveau, les mêmes accidents se reproduisaient et le cycle recommençait.

Les hémorrhagies et les ecchymoses, traduisent l'altération des capillaires et des vaisseaux dermiques si souvent touchés. Le moindre pincement produit une ecchymose, et comme certains malades, pour soulager leur prurit se pincent violemment, ils sont couverts de taches noirâtres sur tout le corps. Dans des cas exceptionnels, il peut se produire du purpura ou des hémorrhagies en nappe qui, lorsqu'elles siègent au visage, lui donnent une coloration noirâtre.

Saillies végétantes (Obs. XXIII et XXIV). — Elles sont quelquefois de petite dimension et ressemblent alors à des condylômes confluents (XXIII), d'autres fois, elles sont énormes, siègent aux aines ou aux aisselles, sont allongées, parallèles aux plis, confluentes, de consistance mollasse ; elles forment de véritables bourrelets et ne sont que le résultat de l'exagération d'un état spécial et mamelonné de la peau.

L'œdème est rare dans le mycosis, nous entendons

l'œdème vrai, des membres inférieurs ; chez un malade, il a été observé par Hallopeau, qui a reconnu plus tard qu'il était dû à une insuffisance mitrale inaperçue d'abord ; cependant, vu son abondance, Hallopeau persistait à croire que les lésions des vaisseaux dans le mycosis n'étaient pas étrangères à l'exagération de cet œdème.

Période des tumeurs. — Nous avons dit que les tumeurs peuvent être le symptôme initial du mycosis fongoïde ; il n'en est pas ainsi le plus souvent ; les érythrodermies ont le pas et les tumeurs surviennent plus tard et viennent apporter au diagnostic hésitant un appoint considérable.

La topographie des tumeurs et des plus complexes ; toutes les régions du corps y sont exposées, le cuir chevelu n'en est pas indemne, mais il y a une prédominance marquée pour les membres. Elles peuvent se développer soit sur la peau saine, soit sur un placard érythémateux unique, soit se greffer sur une érythrodermatite préexistante.

Leur volume est variable ; tantôt on rencontre un seul nodule isolé, intradermique, gros comme une noix, saillant, tantôt des tumeurs plus petites ou plus grosses. Hallopeau a vu un cas (1) dans lequel le sujet était porteur d'une énorme tumeur située dans la région dorsale et l'occupant presque toute, qui le tenait courbé de telle sorte qu'il semblait porter une hotte.

Le plus souvent on trouve sur le même individu toute la gamme des tumeurs dispersées sur toutes les régions et ayant toutes les dimensions. On n'a qu'à lire pour s'en convaincre la

(1) S. F. D., 1897, p. 401.

plupart des observations que nous reproduisons *in extenso*.

Les néoplasies mycosiques ont une surface mamelonnée, ravinée, parfois couverte de saillies végétantes, de couleur rouge clair, ou rouge sombre ou violacée ; leur contour est nettement circonscrit et se détache nettement des parties environnantes. Les tumeurs, quand elles sont petites, s'étendent, forment de gros placards, qui se réunissent les uns aux autres et constituent ainsi un seul élément important à contours polycicliques.

D'autres fois, les bords sont diffus et se perdent dans les parties saines. Les néoplasies reposent en général sur une base, indurée, infiltrée, ronde ou allongée ; quand elles sont plates elles donnent la sensation d'un macaron enchassé dans la peau.

C'est M. Hallopeau qui, dans une communication faite en 1898, a attiré l'attention sur le fait, que parfois, les tumeurs mycosiques, s'étendent excentriquement, cette extension étant précédée d'une zone érythémateuse, et, fait remarquable, pendant que l'érythème périphérique progresse, la partie centrale de l'élément s'affaisse, pâlit et reprend une coloration normale. Or, par le fait de cette extension circulaire et de cette régression centrale, la tumeur prend l'aspect d'un bourrelet.

Il peut se faire aussi, que la néoplasie persiste, et qu'elle soit pourtant entourée d'un bourrelet limitant, exhaussé, dur et rouge, complet (Hallopeau) ou incomplet. Pour cette dernière variété, on consultera avec fruit des moulages du musée de l'Hôpital Saint-Louis (1) concernant un malade

(1) N° 1180, 1242, 1295.

de M. Fournier, dont l'observation a été rapportée par Bruchet (1). Ce malade était d'autant plus intéressant que chez lui, les tumeurs apparaissaient sans aucune efflorescence dermique prémonitoire, prenaient les aspects les plus bizarres, puis disparaissaient en ne laissant qu'une légère cicatrice comme vestige de leur présence.

Est-ce par grattage, est-ce spontanément que les tumeurs s'ulcèrent ? Les deux processus sont possibles ; on voit presque toujours dans les dernières périodes de la maladie mycosique, et souvent plus tôt des ulcérations survenir. Elles laissent écouler un liquide purulent, sanieux, parfois fétide. Puis tout rentre dans l'ordre, l'écoulement se tarit, des bourgeons charnus apparaissent et la réparation se fait. On peut observer aussi la gangrène. Dans un cas (2), après qu'on eût pratiqué l'ablation d'une partie de tumeur sphacélée, la gangrène continua à gagner en profondeur et atteignit le squelette.

Nous ne croyons pas nécessaire, de répéter encore une fois ici, à propos des néoplasies, ce que nous avons dit à propos des érythrodermies et des symptômes mycosiques en général : qu'elles sont sujettes à régresser. Elles peuvent en effet disparaître complètement, laissant l'apparence d'une peau normale. Ce n'est là, qu'une espérance, qui ne se réalise jamais. Tôt ou tard, des mois ou des années après, la maladie reparaît, reprend son cours, s'installe définitivement et cette fois-ci tue le malade. Le

(1) *Réunion clinique de l'Hôp. Saint-Louis* pendant l'an scol. 1888-89.

(2) Hallopeau et Phulpin. S. F. D. 1892, page 496.

cas de Charles Nicolas Herbette, rapporté par Bazin, qui dix ans après sa sortie de l'Hôpital était encore bien portant est non seulement rare, il est unique. C'est le seul cas de guérison qu'on ait enregistré dans cette maladie, et encore n'est-il pas certain qu'Herbette, n'ait pas été repris plus tard par son affection et n'y ait succombé.

Etat général. — Il nous reste, avant de clore ce chapitre, consacré aux symptômes, à parler de l'état général des malades.

Contrairement à ce qu'on pourrait attendre, il est le plus souvent excellent. Pendant des années, malgré les érythrodermies, malgré les tumeurs, les malades se trouvent bien. Nos observations en font foi ; bien plus, tel des patients, malgré le diagnostic certain de mycosis, quoique porteur de tumeurs, se trouvait encore en assez bon état pour se marier, ce qu'il fit ! Que dire, d'autre part, de cette observation bizarre d'un individu, pris chaque soir de fièvre et de frissonnements et qui ne se sentit vraiment bien que le jour où apparûrent des symptômes de mycosis (VI).

Il ne faut pas croire, cependant, que l'état du malade reste tel pendant toute la durée de la maladie, ni d'ailleurs qu'il n'y a pas d'exception à un pareil état de choses. Mais au total, les malaises sont légers : ce sont des insomnies, des inappétences, quelquefois de la diarrhée ; la maladie suit son cours, dure des années et c'est alors que les symptômes généraux commencent à s'aggraver. C'est maintenant la fièvre, ce sont les grands frissons avec claquements de dents, ce sont les lypothimies, comme chez notre malade (XXVI), c'est l'amaigrissement qui fait des progrès rapides, la prostration, la diarrhée qui devient permanente. Les symptômes locaux s'aggravent parallèlement et produisent, de par les ulcérations des tumeurs qui s'étendent, de par les gangrènes, de par les infections de nature diverse, une septicémie grave qui emporte le malade ; à moins que ce ne soit une de ces complications pulmonaires, si fréquentes chez les cachectiques, tuberculose, pleurésie, broncho-pneumonie.

Alibert avait déjà décrit cette aggravation des symptômes généraux qui emportent le malade, chez Lucas, le premier individu atteint de mycosis dont nous ayons l'observation : « Il devint d'une maigreur extrême et se trouvait à la fois tourmenté par la lienterie et par un appétit vorace ; il mourût dans les langueurs de la fièvre hectique. »

Nous ne dirons qu'un mot pour terminer sur ce qui concerne les lésions sanguines. L'augmentation des leucocytes que l'on croyait constante, est, — c'est maintenant un fait connu, — un symptôme rare dans la maladie mycosique. Dans la grande majorité des observations que nous donnons, la leucocytose n'existe pas. Notre malade l'a à un léger degré.

Les troubles de la nutrition se rencontrent constamment dans les dernières périodes de la maladie, rarement avant. On lira avec fruit à ce sujet l'histoire des malades de Quinquaud (XV et XVI), dont l'examen est complet sous ce rapport, et les réflexions qui l'accompagnent ainsi que les analyses d'urine de notre malade.

DEUXIÈME PARTIE

ANATOMIE PATHOLOGIQUE

Depuis les lointaines études histologiques de Ranvier, Debove, Landouzy, etc., en France; celles de Kôbner, Geber, Auspitz, Dühring, à l'étranger et, jusqu'à aujourd'hui, on ne s'est pas encore mis d'accord sur l'interprétation des lésions microscopiques constatées dans le mycosis fongoïde. Le *réticulum*, décrit par Ranvier d'abord, nié par les étrangers, est aujourd'hui dûment reconnu par tout le monde; mais ceux-là mêmes qui ne voulaient pas croire à sa présence, lui refusent maintenant toute valeur parcequ'ils ne le considèrent pas comme néoformé (Philipson) (1); les cellules qui se trouvent dans les mailles de ce réseau, les cellules mycosiques, les

(1) Histologie du mycosis fongoïde, *Annales de Derm. et syph.*, 1892, page 528.

plasmazellen avortées de Unna, dérivent pour les uns des cellules lymphatiques mononucléaires, pour les autres des cellules conjonctives. On voit donc, dès le commencement combien la question devient difficile et ardue, puisque pour un fait, dûment constaté par tout le monde, les interprétations peuvent être si diverses.

Nous n'avons pas la prétention quant à nous de trancher définitivement la question; celle-ci ne pourra l'être que, lorsqu'en employant les méthodes récentes d'investigation, on aura repris l'étude de toutes les tumeurs et que l'on se sera entendu une fois pour toutes, sur ce point si délicat, de savoir ce que c'est qu'un lymphadénôme, un sarcôme ou un lymphosarcôme.

Notre ami Dominici, ancien interne des hôpitaux, qui pratique depuis plusieurs années des recherches sur la structure des appareils hématopoiétiques et l'anatomie pathologique des tumeurs à structure lymphoïde ou myéloïde, a bien voulu nous aider de ses lumières, et nous communiquer ses résultats, qui nous ont été d'un secours précieux dans la rédaction de cette partie de notre travail. Il n'est que juste que nous l'en remerciions ici, aussi le faisons nous de grand cœur.

La meilleure façon d'exposer l'anatomie pathologique de l'affection qui fait le sujet de notre travail, c'est sans contredit de donner la parole, aux différents observateurs qui l'ont étudiée d'abord, de présenter les divers arguments qui ont entraîné leur conviction, de discuter ces arguments, d'apporter les nôtres si modestes soient-ils et d'essayer de dégager des conclusions de cet ensemble de faits.

Régulièrement, nous devrions commencer par donner ici, une description complète des lésions histologiques que l'on rencontre dans le mycosis fongoïde ; cette description on la trouvera plus loin, dans le compte rendu de l'examen biopsique que nous avons fait sur notre malade.

Cet examen est absolument concordant avec toutes les observations que les divers auteurs on données avant nous.

Ceci dit, entrons dans le vif du sujet.

Brocq et Jacquet classent les théories du mycosis fongoïde dans les cinq groupes suivants :

a) C'est une lymphadénie cutanée,

b) C'est une sarcomatose cutanée,

c) C'est une néoplasie inflammatoire fongoïde,

d) C'est une entité morbide distincte se rapprochant au point de vue histologique des granulômes et des sarcômes lymphadéniques myxoïdes (Vidal, Brocq, Siredey),

e) C'est un granulôme infectieux, ayant pour origine un microbe spécial.

E. Leredde (1) fait remarquer que cette dernière théorie implique une conception pathogénique et peut se concilier avec les autres qui sont des théories histologiques. « La nature parasitaire du mycosis paraît aujourd'hui certaine. Mais son parasite est-il celui de telle ou telle forme de

(1) Leredde et E. Weil. Trois cas de myc. fong. etc. *Archives de Méd. Exp.*, 1898, page 124.

lymphadénie, ou l'un des parasites qui forment les sarcômes ou un parasite spécial ? L'histologie peut-elle résoudre cette question et déterminer s'il s'agit d'un lymphadénôme, d'un sarcôme, d'un granulôme ?

C'est ce que nous verrons par la suite. »

Ranvier le premier a formulé une opinion, à la suite d'un examen de tumeur mycosique, qui a été consigné dans la thèse de Xavier Gillot. (Etude sur une affection de la peau, décrite sous le nom de mycosis fongoïde, lymphadénie cutanée) (Paris 1869). Nous croyons bien faire en reproduisant ici, ce qui y a trait.

Dans le cas étudié, on remarque un élargissement des papilles ; « le tissu conjonctif a fait place à un autre tissu qui au premier abord semble formé uniquement par des cellules. »

Avec des préparations fort minces, traitées par le pinceau, on observe *un réseau fibrillaire* entièrement semblable à celui des organes lymphatiques. Le tissu qui forme la tumeur *est un tissu adénoïde*. Les éléments physiologiques du derme n'ont pas disparu, ils sont simplement écartés pour faire place au tissu adénoïde.

Celui-ci est absolument semblable à celui des tumeurs qu'on observe dans la lymphadénie.

Il est sillonné par des vaisseaux capillaires, qui ont extérieurement une enveloppe réticulée de laquelle partent des fibrilles, qui vont se perdre dans celles du stroma. Les mailles de ce dernier sont comblées par des cellules lymphatiques.

Gillot fait, en outre, remarquer que la description donnée par Ranvier, des tumeurs mycosiques est absolument identique à celle du lymphadénôme, qu'on trouve dans le *manuel d'histologie pathologique* de Cornil et Ranvier.

Mais voici, un autre son de cloche! En 1885, Brocq et Vidal, publient dans la *France médicale*, leur étude sur le mycosis fongoïde. Six malades, qu'ils examinèrent au point de vue clinique, leur fournirent une documentation abondante ; ils firent examiner une tumeur par M. Siredey et arrivèrent à la conclusion, que au moins dans leur cas typique, il y avait autre chose que la production de tissu adénoïde dans les téguments. A leurs yeux, « il y a un processus morbide sui-generis qui tient le milieu entre le tissu adénoïde pur et certaines variétés de sarcôme, » et ils concluent à une tumeur mixte à un lympho-sarcôme, tout en écartamt soigneusement la sarcomatose cutanée généralisée.

En 1892, L. Philippson, communique à la Société de Dermatologie de Paris, son étude sur l'Histologie du mycosis fongoïde. La discussion qui s'en suivit, fut des plus intéressantes et n'a malheureusement pas été reprise depuis. Philippson, donnait l'histologie de la tache érythémateuse, de la plaque saillante et des tumeurs.

L'auteur, dans la tache érythémateuse, décrivait les logettes épidermiques, remplies de cellules, que Darier avait signalées le premier chez un malade dont le diagnostic était hésitant et qui avaient été retrouvées plus tard par Wickam, chez le même homme — l'homme rouge de M. Hallopeau — en pleine évolution mycosique.

Comme toujours, l'interprétation différait : tandis que pour Darier, les cellules qui remplissaient les logettes, étaient des *cellules migratrices*, pour Philippson, elles étaient des *cellules conjonctives*, provenant d'un bourgeonnement des papilles, les bourgeons se laissant détacher et entraîner jusque dans la couche cornée de l'épiderme.

D'autre part, l'auteur considérait l'infiltration de la couche papillaire et sous-papillaire, si fréquente dans le mycosis, comme formée également de cellules conjonctives, en se basant sur les nombreuses figures karyokinétiques qu'il y trouvait; allant plus loin, il attribuait la même origine à l'ensemble des cellules qui constituent la tumeur mycosique. Enfin, il n'attribuait aucune importance au reticulum de tissu adénoïde parce que, selon lui, celui-ci n'était pas *néoformé*. En dernier lieu, il signalait la thrombose des vaisseaux et l'altération hyaline de leur voisinage.

Plus tard, Unna (1894) publie son ouvrage, classique maintenant, sur l'histopathologie des maladies de la peau. A l'aide de colorations nouvelles, d'une technique spéciale, Unna faisant table rase de tout ce qui a été écrit avant lui, reprend de nouveau l'étude du mycosis fongoïde. La découverte de ces cellules spéciales, les plasmazellen et les mastzellen, qu'il retrouve dans l'affection qui nous occupe lui font envisager cette maladie à un point de vue différent des auteurs qui l'ont précédé.

Darier a donné, du livre de Unna, un résumé critique excellent, auquel nous empruntons, en grande partie, la description qui va suivre des lésions mycosiques :

Unna admet trois formes cliniques : l'une à tumeurs d'emblée (Alibert, Vidal et Brocq), une autre à taches persistantes se terminant par des tumeurs, enfin la forme commune. Dans cette dernière, le système vasculaire de la peau est atteint dans son ensemble, avant l'apparition des tumeurs; la forme circinée et figurée des taches prémycosiques, est attribué par l'auteur à une combinaison avec l'eczéma séborrhéique.

Dans les premiers stades, il y a dans tout le corps papillaire une infiltration abondante et uniforme de cellules très polymorphes, se multipliant abondamment par mitose, et qui sont des plasmazellen imparfaites, altérées; en outre, il y a des cellules polynucléées, des chorioplaxes et de vraies cellules géantes, mais il n'est pas question de leucocytes ni de lymphocites; le collagène se laisse écarter passivement; les vaisseaux sont simplement dilatés; les mastzellen sont rares.

L'épiderme est en prolifération, œdémateux et présente de ces petites cavités, que Darier a signalées le premier, et qui contiennent des cellules tout à fait semblables à celles de l'infiltration dermique, c'est-à-dire des plasmazellen; selon Philippson, il s'agirait de portions détachées des papilles, par étranglement, ce que Unna considère comme admissible.

Les tumeurs mycosiques ont été étudiées bien des fois, et à l'aide de techniques variées; la méthode de coloration de Unna a révélé un fait bien particulier; les cellules composantes, considérées par lui, comme plasmazellen imparfaites, laissent incessamment leur protoplasma s'émietter sur les bords en grumeaux encore colorables, qui infiltrent les espaces intercellulaires et sont entraînées jusque dans l'épiderme. On doit rapprocher ce processus de fragmentation de la clasmatose de Ranvier. Les cellules prennent de ce fait une forme irrégulière et déchiquetée. La prépondérance alternative de la prolifération d'une part, de cet émiettement de l'autre, explique les variations du volume des tumeurs.

Darier regrette qu'il ne soit fait aucune allusion à l'état spécial du tissu connectif intercellulaire, et en particulier au reticulum de tissu adénoïde, qui donne aux tumeurs mycosiques une analogie de structure avec les follicules lymphatiques ; il est vrai qu'on le voit très mal avec la technique de Unna.

Des divers micro-organismes trouvés dans les tumeurs mycosiques aucun ne semble spécifique ; la prédisposition que montrent ces tumeurs à se laisser envahir par les germes, est en tous cas remarquable et peut expliquer leur terminaison fréquente par l'ulcération destructive.

Ainsi, le mycosis fongoïde de la forme commune n'est, suivant l'auteur, ni une variété de sarcôme, ni une lymphadénie cutanée ; les tumeurs mycosiques lui ont semblé être des plasmômes comparables à ceux de la syphilis ou de la tuberculose, aussi rapproche-t-il ces maladies dans le même groupe.

Enfin, dans ces dernières années, E. Leredde, après avoir fait de nombreuses biopsies de mycosis fongoïde, revint à l'idée première, celle du lymphadénôme.

Il reconnaît (1) dans un travail qu'il a publié dernièrement, que : « s'il n'est pas possible encore de démontrer histologiquement l'identité des lésions du mycosis fongoïde et du lymphadénôme, parce que nous ne possédons pas de notions

(1) Leredée et Weil. Trois cas de mycosis fongoïde etc., In *archives de médecine expérimentale*, 1898.

suffisantes sur les formes cellulaires qu'on rencontre dans celui-ci, d'ailleurs analogues, dans les faits que nous avons étudiés à celles qui constituent les altérations mycosiques, on observe entre le mycosis et la lymphadénie, le mycosis et la leucémie, des associations qui nous permettent d'arriver à cette conclusion : le mycosis fongoïde est une forme de lymphadénie cutanée. »

Or, ainsi que nous le disions plus haut, grâce aux études de Domi:ici, nous connaissons mieux maintenant ce que c'est que le lymphadénôme. Aussi. pouvons-nous discuter avec plus de sûreté et tirer des conclusions un peu plus fermes que celles qui ont été émises jusqu'ici. Il est évidemment regrettable que nous n'ayons pû étudier qu'un seul cas, au point de vue histopathologique. Mais tel qu'il est, ce cas est typique et peut nous fournir, lorsqu'il est consciencieusement étudié, des données précieuses. D'autre part, un fait certain, patent, est infiniment plus solide que des centaines d'hypothèses qui, pour ingénieuses et subtiles qu'elles puissent être, n'en sont pas moins des hypothèses.

Voici donc l'examen anatomo-pathologique d'une tumeur mycosique prélevée sur le bras de la femme Juliette D.... (Observation XXVI).

Fixation par un procédé spécial. Inclusion à la paraffine.

*
* *

A un faible grossissement (Zeiss oculaire 2 objectif AA) on observe :

Une infiltration homogène et presque totale, des couches papillaire et sous-papillaire, par des cellules rondes, prenant fortement le bleu de toluidine ou le bleu polychrome.

Cette infiltration se retrouve par noyaux isolés, au niveau du derme, noyaux qui sont le plus souvent centrés par de gros vaisseaux venant des follicules pileux ou adjacents aux glandes sudoripares.

Les bourgeons épidermiques, interpapillaires, présentent des dimensions très inégales, quelques-uns extrêmement développés poussent des sortes de végétations dendritiques, pénétrant très profondément, s'anastomosant même avec des prolongements voisins, pour délimiter des vastes champs papillaires dont les uns sont très grands, tandis que les autres apparaissent sous forme de petites plaques arrondies, incluses dans des masses épithéliales très développées.

L'épiderme est intact en certains points, exfolié en d'autres, et creusé de distance en distance de vacuoles ponctuées de petites cellules.

A un grossissement plus fort (Zeiss. oculaire 2, obj. à immersion 1/12) voici ce que l'on voit :

Epiderme. — Par places, vacuolisation périnucléaire des cellules épidermiques ; entre les cellules épithéliales, apparaissent des figures mitotiques ; certaines appartiennent indiscutablement à des éléments migrateurs venus des couches sous-épithéliales et pouvant entrer en prolifération pendant leur trajet ; d'autres mitoses appartiennent aux cellules épithéliales elles-mêmes ; entre les cellules épidermiques peuvent s'accumuler des cellules rondes ; elles forment des nids ou des logettes où les éléments en question sont accumulés au nombre de plusieurs dizaines ;

parmi eux, certains sont en karyokinèse ; les cellules épithéliales formant la paroi des nids sont souvent aplaties ; en quelques points, les logettes en question sont contigues à l'extrémité d'une papille, mais jamais on ne voit de communication s'établir, de sorte qu'on ne peut affirmer que le groupe cellulaire intra-épidermique provient de l'étranglement du sommet d'une papille.

Couches papillaire et sous-papillaire. — La lésion fondamentale est représentée par l'infiltration en masse de petites cellules ayant les dimensions des mononucléaires ordinaires du tissu lymphoïde ; le corps de ces cellules est assez nettement arrondi, là où leur protoplasma est conservé, leurs noyaux sont irrégulièrement ronds ; ils sont foncés, présentent un ou deux points de chromatine, centraux et étoilés ; la bordure du noyau est dessinée par un trait dur. Ces cellules apparaissent identiques aux mononucléaires du tissu lymphoïde ; mais à côté d'eux apparaissent en grand nombre dans certaines zones des éléments pareils à des plasmazellen de petite taille, dont la bordure s'effrite suivant la description de Unna. Il existe tous les intermédiaires entre les plasmazellen de petite taille à protoplasma normalement basophile et des éléments de même nature, dont la bordure protoplasmique est seule teintée en bleu par le bleu de toluidine.

En quelques points, des plasmazellen semblent avoir fusionné en éléments géants contenant quatre ou cinq noyaux.

Cellules rondes à type de mononucléaire et à type de plasmazellen sont incluses dans des mailles limitées par un reticulum fin de tissu conjonctif. A ce tissu conjonctif réticulé, appartiennent en outre des noyaux allongés, plus irréguliers, plus pâles que ceux des mononucléaires et des plasmazellen avec lesquels on pourrait les confondre au premier abord, mais qui sont des noyaux de tissu conjonctif.

En un mot, la lésion fondamentale est représentée par :

1° Du tissu conjonctif réticulé, dont les cellules fixes à corps peu visible sont surtout reconnaissables par leur noyau pâle ;

2° Dans ce stroma conjonctif réticulé sont logées des cellules dont les unes ont le type de mononucléaires du tissu lymphoïde, les autres le type de plasmazellen de petite taille.

L'aspect caractérisé par la présence de plasmazellen et de lymphocytes, dont les noyaux foncés font opposition aux noyaux clairs du stroma conjonctif réticulé, rappelle celui qui caractérise le tissu lymphoïde vrai, celui du follicule de Malpighi de la rate par exemple, (Dominici, communication orale.)

Ces lésions, comme nous l'avons dit, prédominent au niveau de la couche sous-papillaire.

Tissu conjonctif. — Là où le tissu conjonctif n'a pas pris l'aspect réticulé, il se présente sous l'aspect de tissu fibreux, de tissu fasciculé, dont les cellules fixes sont en état de réaction plus ou moins marquée et l'élément collagène, plus ou moins modifié ; en effet, les cellules fixes s'hypertrofient, se multiplient en se plaçant en séries parallèles, certaines peuvent prendre une taille considérable, acquérir un noyau bourgeonnant, quelques-unes sont en état de karyokinèse.

Quant aux faisceaux de tissu conjonctif, ils tendent à se

diviser en leurs fibrilles ; au niveau des placards de tissu réticulé, les faisceaux sont comme disséqués par des cellules rondes, s'insinuant entre les fibrilles et les écartant. La réticulation paraît donc être le résultat, d'une modification passive du faisceau conjonctif qui ainsi que l'a fait remarquer Unna ne se désagrège ni ne s'indure. On observe quelques rares myéloplaxes.

Vaisseaux. — Les fentes lymphatiques sont extrêmement dilatées, elles sont énormes en certains points, leur endothélium est tuméfié, parfois desquamant.

Les vaisseaux sanguins renferment de nombreux leucocytes parmi lesquels figurent des éosinophiles en quantité supérieure à la normale ; certains d'entre-eux sont disséminés en dehors des vaisseaux, dans les interstices conjonctifs, il en est de même des Mastzellen qui en certains points sont abondantes, mais dont la répartition ne semble subordonnée à aucune systématisation spéciale.

Il nous est facile, maintenant que nous possédons toutes les données de la question, d'instituer le débat duquel nous pourrons tirer nos conclusions.

Le néoplasme que nous venons d'étudier est-il *un sarcôme* ?

Non. En effet, rien ne permet de considérer cette néoplasie comme étant de nature sarcomateuse ; on n'observe pas ici les modifications des cellules fixes, comme dans le sarcôme où elles se multiplient de façon indéfinie ; ici, ces modifications ne sont pas différentes de celles que

(1) S. F. D., 1895. Page 554.

peut provoquer un état inflammatoire chronique du tissu conjonctif; quant aux vaisseaux, ils conservent pour la plupart, leur *paroi propre*, nettement différenciée. Il est vrai qu'en certains points, ils avaient le type de vaisseaux jeunes, mais, encore une fois, comme cela s'observe, dans n'importe quel tissu récemment enflammé. Mais en outre, comme le fait remarquer Leredde, les cellules du sarcôme, globo-cellulaires ou fuso-cellulaires, revêtent un type uniforme, dans un cas donné; au lieu qu'ici qu'observons-nous? L'association d'éléments cellulaires différents.

Indépendemment de ces considérations, la morphologie des cellules, celles du reticulum environnant, permet d'éliminer le diagnostic de lympho-sarcôme.

Les partisans de la nature sarcomateuse du mycosis fongoïde, tablent sur la présence de plasmazellen dans les mailles du réseau adénoïde, plasmazellen qu'Unna considère comme dérivant des cellules fixes du tissu conjonctif; nous avons vu que telle est également l'opinion de Philippson. Or, si les plasmazellen sont d'origine conjonctive, il est bien évident que la tumeur serait sarcomateuse. Malheureusement, cette opinion n'est rien moins que prouvée; nous avons, nous, au contraire, de fortes raisons pour croire que ces plasmazellen dérivent des lymphocites mononucléaires.

En effet, parmi les mononucléaires des follicules clos de la rate du lapin, sous l'influence de certaines causes (anémie, infection), *certains évoluent dans le sens de plasmazellen*; d'autres, de nature différente, se transforment en mononucléaires basophiles, de tout autre ordre, puisqu'ils deviennent neutrophiles (Dominici. Com. à la *Société de biologie* et com. orale).

Est-ce un lymphadénôme. Le lymphadénôme est (Cornil et Ranvier) *une tumeur constituée par un tissu adénoïde de nouvelle formation; sur les fibres du reticulum sont appliquées des cellules endothéliales; dans les espaces du reticulum, on trouve des cellules de 10 à 20 μ., les plus petites à un noyau, les grandes à plusieurs noyaux.*

Si les lésions de notre malade rappelaient une tumeur, c'était bien le lynphadénôme, puisque nous trouvons dans ce cas, des cellules arrondies, de petite taille, logées dans les mailles d'un tissu réticulé à travées fines.

Dominici, qui s'est particulièrement occupé de la question du lymphadénôme a constaté le fait suivant concernant la transformation lymphomateuse *pure* du ganglion.

Dans ce cas (leucémie lymphogène), il existait un tissu de tumeur, constitué par la multiplication de lymphocites dans du tissu conjonctif réticulé. Il n'existait pas ici de réaction néoplasique surajoutée d'un type spécial; si les cellules fixes du tissu conjonctif entraient en activité, c'était suivant la modalité correspondante à la formation *d'un tissu conjonctif réticulé normal;* il n'y avait pas de multiplication des éléments libres du tissu ganglionaire autres que les lymphocites. Ainsi les grands mononucléaires à protoplasma basophile (D), les macrophages de ce tissu, non seulement ne s'étaient pas multipliés, mais ils avaient cédé le pas aux lymphocites; en un mot, dans ce cas, si les ganglions et les régions voisines se transformaient, cette transformation résultait de la multiplication exclusive de mononucléaires à protoplasma clair du tissu lymphoïde, avec extension du tissu conjonctif réticulé normal.

Dans ce cas, le tissu était celui qui pouvait caractériser une tumeur formée de tissu lymphoïde pur; c'était le *lymphadénôme pur*.

Est-ce cela que nous voyons dans notre observation ? Non, puisque notre néoplasie mycosique est constituée par un tissu beaucoup plus complexe. Nous y trouvons en effet d'autres modifications qui s'y surajoutent.

Ce sont :

1°) Au niveau des zones d'infiltration principales, la présence de plasmazellen ;

2°) La multiplication des cellules fixes du tissu conjonctif;

3°) Leur déformation (cellules géantes);

4°) L'augmentation de la quantité des matszellen;

5°) L'existence de phénomènes d'apport, caractérisés par l'apparition en quantité anormale de polynucléaires à réaction neutrophile et éosinophile.

6°) L'élargissement des vaisseaux et l'hyperplasie de leurs cellules épithéliales.

Or, la présence des plasmazellen, la multiplication des cellules fixes du tissu conjonctif, celle des mastzellen, les phénomènes d'apport, etc. sont les attributs habituels de l'inflammation et ceci explique comment on peut soutenir l'autre théorie, dont nous avons parlé au début de cette étude anatomopathologique, celle de la nature inflammatoire du mycosis.

Pour mieux comprendre, illustrons cette théorie d'un exemple. Prenons la syphilis, qu'y observe-t-on à l'examen du chancre, des papules ou des tubercules ?

Une multiplication des cellules fixes, des altérations

vasculaires, le groupement des plasmazellen en plasmômes centrés par les vaisseaux malades, l'apport de leucocytes ; identiquement, les mêmes phénomènes que ceux que nous avons relatés plus haut. C'est là le type d'une inflammation de nature spéciale, sujette à disparaître en certains points, à reparaître en d'autres comme les néoplasies mycosiques.

En somme, maintenant notre discussion, par éliminations successives, s'est restreinte, et ce qui nous reste à débattre, c'est ceci :

Le mycosis n'étant pas un lymphadénôme pur, pour tous les motifs énumérés plus haut, en est-il un tout de même, mais modifié par les caractères de l'inflammation dûs à une *infection surajoutée* ?

Ou bien, le mycosis fongoïde, est-il une maladie, une inflammation d'un caractère spécial, comme le sont la syphilis et la tuberculose, dans laquelle cette inflammation de nature particulière donne cliniquement l'impression d'une affection du genre tumeurs ?

Pour ce qui est de cette dernière opinion, les partisans de la théorie lymphadénique, la repousseront en se basant sur la présence du reticulum logeant des lymphocytes. Nous rappellerons simplement que la présence du réticulum n'a pas une valeur pathognomonique. Ainsi Renaut et Chandelux ont décrit au cours de la tuberculose pulmonaire, l'apparition d'un tissu analogue au tissu lymphoïde ; et pourtant, il s'agit bien là d'un processus inflammatoire et non d'un processus du type tumeur.

On voit donc combien la question est difficile à trancher

dans un sens ou dans l'autre, pour ce qui regarde les deux dernières hypothèses.

Nous pencherons cependant vers la première, et nous dirons que pour nous, il est probable que le mycosis est un lymphadénôme, c'est-à-dire une tumeur, modifiée par des infections secondaires surajoutées et ceci, pour deux raisons :

1° E. Leredde et E. Weil, ont étayé la nature lymphadénique du mycosis fongoïde, sur la coexistence par eux observée, de la maladie d'Alibert soit avec la leucémie soit avec un lymphadénôme (rénal dans le cas particulier). Cet argument clinique n'est pas dénué de valeur.

2° Il est certain que, à propos des logettes épidermiques de Darier, nous avons pu voir, des cellulles, mononucléaires, identiques à celles qui forment la majeure partie de la néoplasie mycosique, migrer dans l'épithélium, subir des phénomènes karyokinétiques, se multiplier entre les cellules épithéliales, pour constituer les nids cellulaires en question. C'est là un processus, rappelant celui qui *caractérise la production des tumeurs par métastase*.

Pour ces deux raisons, sans rien affirmer de façon absolue, nous croyons qu'il est rationnel de rapprocher le mycosis fongoïde, du lymphadénôme, en tenant compte de ce fait que c'est un lymphadénôme modifié par une infection quelconque surajoutée. On sait en effet, combien sont fréquentes les infections secondaires, dans certaines néoplasies, particulièrement dans celles qui intéressent l'appareil lymphatique. Ceci est d'autant plus vrai pour le cas qui nous occupe, que bien qu'on eût choisi pour faire la biopsie des points non ulcérés, il a été facile de mettre en évidence après simple décalquage de la partie enlevée (fixation, coloration), l'existence de nombreux (Dominici) bacilles indéterminés infiltrant les parties profondes.

Il s'agit, là probablement, d'éléments microbiens secondaires qui peuvent surajouter des lésions aux lésions fondamentales du mycosis fongoïde qui sont représentés pour nous par :

La présence des mononucléaires logés dans le tissu réticulé et les logettes remplies de cellules, que l'on trouve dans l'épiderme.

TROISIÈME PARTIE

OBSERVATIONS

Observation I (Résumé) (1)

C..., âgé de 55 ans, marchand de vin, vient consulter M. Brocq en avril 1891 pour une affection cutanée rebelle.

Pas d'antécédents héréditaires.

Antécédents personnels. — Gourme. Pas d'accidents vénériens.

De 35 à 45 ans, névralgies frontales périodiques. De 45 à 53 ans hémorrhoïdes avec écoulements sanguins périodiques.

En 1889 bronchite intense. Quand la maladie cutanée a débuté son flux hémorrhoïdaire était supprimé depuis trois mois. Ethylique depuis l'âge de 20 ans, mais pas de pituite et peu de tremblement. A maigri de 25 kilog. depuis le début de sa maladie, mais son état général est satisfaisant.

Début. — Octobre 1889 par une tache rouge en fer à cheval siègeant sur la face dorsale de la main droite, elle n'était le siège d'aucun symptôme douloureux.

(1) Brocq et Matton. *Société Française de Dermatologie*, 1891, p. 583.

En moins d'un mois, d'autres taches rouges apparurent sur le bras et le corps. En décembre 1889 cuisson au niveau des parties atteintes. En février 1890, le corps et les mains étaient recouverts de taches rouges, les pieds commençaient à se prendre, le visage était indemne. A cette époque C..., se sentait tellement bien portant qu'il n'hésita pas à se remarier. Mais pendant l'été de 1890 la dermatose fit de tels progrès qu'il se décida à entrer à Saint-Louis où il fut traité par des applications de liniment oléo-calcaire boriqué et par la solution arsénicale.

Lorsque M. Brocq le vit, en avril 1891, le malade était couvert sur toute l'étendue des téguments, sauf quelques intervalles de peau saine disséminés sur le tronc, les coudes, le cuir chevelu, d'une éruption d'un rouge vif, légèrement suintante, mais surtout squameuse et donnant l'impression d'un proriasis. Mais en observant bien, on remarquait surtout sur la face et le tronc, une tendance marquée de l'éruption à évoluer par placards arrondis ou ovalaires, assez nettement limités et présentant en leur centre une infiltration notable des téguments. « Vers le côté gauche de la racine du nez, il existait une véritable tumeur jaunâtre, aplatie, au niveau de laquelle le derme était fort épaissi : on en trouvait d'autres vers la partie latérale du cou, vers la région lombaire, la partie antéro-interne des cuisses.

Dès lors nous nous crûmes autorisés, malgré l'aspect des, membres, de porter le diagnostic de myscosis fongoïde. »

Le caractère principal des lésions est leur extrême mobilité. En quelques jours des plaques infiltrées s'affaisent, des parties primitivement saines s'infiltrent.

Etat du malade le 5 juillet 1891. — Cuir chevelu. — Quelques points un peu dégarnis de cheveux. Tout le cuir chevelu est recouvert de fines squames furfuracées, séborrhéiques par endroits. A droite du vertex, à la hauteur de l'oreille, une plaque à bords diffus, de la grandeur d'une pièce de un franc, rouge, recouverte de squames blanchâtres adhérentes ; le centre en est infiltré. Piqueté hémorrhagique sur toute la tête surtout vers la tempe droite.

Front. — Au milieu et à droite, large plaque de 7 centimètres sur 5, à bords diffus se confondant avec les parties saines ; sur les bords, piqueté hémorrhagique ; couleur jaunâtre ou bistre se fonçant à mesure qu'on approche du centre qui, en outre, est très nettement infiltré. On observe en outre des plaques sur les tempes droite et gauche.

Sur les sourcils, on observe un piqueté rouge analogue à celui de la kératose pilaire. Les paupières sont épaissies, infiltrées et rouges. A certaines périodes, il y a eu de l'ectropion.

Nez. — A la racine on trouve une plaque d'un rouge très vif, parsemée d'arborisations vasculaires ; en certains points existent des vésicules semblables à celles de l'eczéma qui se groupent de façon à former de petits placards suintants, irréguliers de forme et d'étendue, et parfois parsemé de croûtelles.

Trois nodosités à la narine gauche.

Joues. — Infiltrées, épaissies, rouges.

Langue. — Les papilles fungiformes de cet organe sont saillantes, d'un rouge vif ; sur la partie latérale droite, on trouve une plaque allongée à bords diffus et dépapillée ; on y remarque un piqueté leucoplasique irrégulier. Les plis longitudinaux et le sillon médian surtout sont exagérés. La langue a été beaucoup plus rouge qu'elle ne l'est maintenant. Il y a environ un mois, elle était tellement douloureuse, que pour le faire manger, on a été obligé de prescrire au malade un collutoire à la cocaïne.

Oreilles. — Presque saines.

Tout le reste du corps est couvert de plaques rouges et indurées ; nous ne relaterons donc que les particularités intéressantes qu'elles offrent, lorsqu'il y en a.

Vers la clavicule droite, on voit de petits espaces au niveau desquels la peau est blanchâtre et paraît indemne à un premier examen. Mais, en regardant de plus près, on observe qu'elle est profondément altérée ; en effet, elle est lisse, souple, comme amincie, parcourue de fines arborisations, et elle semble avoir subi par places, un processus atrophique ; en certains points, elle offre des cicatrices superficielles ; ce sont les vestiges de plaques éruptives antérieures. Par endroits se voient, des placards arrondis ou ovalaires, d'un rouge très intense, excoriés à leur centre, à vif ou recouverts de lamelles et de croûtes, et au niveau desquels on trouve de véritables phlyctènes dues au soulèvement de l'épiderme par la sérosité. Lorsque ces surfaces sont à vif elles saignent très facilement.

Les poils du pubis sont tombés.

Mains. — La face palmaire des doigts de la main gauche est lisse, luisante, brillante ; l'épiderme y est plissé, la peau paraît extrêmement amincie ; elle n'offre pas de desquamation. Les doigts sont comme effilés et ont un faux air de sclérodermie. La face dorsale présente les mêmes caractères, pourtant la peau y est plus colorée et est parsemée de plaques eczémateuses. L'index est maintenu fléchi, par une bride cicatricielle ancienne, consécutive à un traumatisme.

La main droite est tuméfiée, le malade éprouve une sensation marquée de gêne et de raideur.

Les ongles des deux pouces sont tombés, il y a environ 5 mois et se sont actuellement reformés.

Ils sont fort irréguliers, parsemés de bosselures et de plis; les ongles des autres doigts sont jaunâtres bosselés et striés transversalement.

Les membres inférieurs n'ont rien de particulier ; l'éruption, est semblable à celle du reste du corps avec cette différence, que, les plaques d'infiltration y sont de moindres dimensions.

Phlyctènes dans les espaces interdigitaux des pieds qui rendent la marche pénible.

Les ongles des orteils, sont raboteux, déformés, mais sans lésion caractéristique.

Le malade ne présente en aucun point d'anesthésie ; il semble qu'il existe plutôt en certaines régions altérées un léger degré d'hyperesthésie au contact, ou à la piqûre. Dès qu'il se déshabille, il éprouve une impression marquée de froid et de frisonnement. Jamais il n'a ressenti la moindre démangeaison.

Un autre symptôme important, c'est l'odeur fétide qu'il dégage, odeur telle, que les personnes qui l'environnent, en sont incommodées.

Les viscères paraissent sains. La matité de la rate est nettement perceptible, le foie ne paraît pas augmenté de volume.

Les ganglions de l'aine sont un peu tuméfiés.

Depuis le début de l'éruption les fonctions génésiques ont notablement diminué ; elles n'existent pour ainsi dire plus depuis 1890.

Urines normales.

Sang. — Globules rouges 4.991,000
Globules blancs 9,980 par millimètre cube ; donc pas de leucocytose,

Observation II

Lymphodermie scarlatiniforme, début probable de mycosis fongoïde (Communication faite au congrès international de dermatologie et de syphiligraphie le 9 août 1889, par M. Hallopeau).

Malade âgé de 47 ans.

Le début de la maladie remonte à septembre 1886.

L'éruption a été précédée et accompagnée de démangeaisons et d'adénopathies axillaires et inguinales ; d'abord limitée aux parois du ventre, elle s'est étendue à tout le corps. Elle est presque partout uniforme et rappelle à s'y méprendre l'érythème scarlatiniforme. Les plis de la peau sont très accusés, il y a épaississement considérable du tégument, les surfaces rouges forment un relief peu prononcé ; les adénopathies sont énormes. Le malade souffre d'un prurit incessant et se gratte avec frénésie; il se fait des excoriations consécutives à des vésicules ou à des phlyctènes, mais pas de prurigo.

On produit facilement, par le simple grattage des ecchymoses, ce qui indique que les parois des capillaires sont moins résistantes que normalement. A plusieurs reprises, il s'est produit des plaques saillantes et indurées, mais elles s'effacent et disparaissent généralement au bout de quelques jours ; cependant plusieurs persistent ; elles ont le caractère des tumeurs mycosiques.

Une biopsie pratiquée par M. Wiekham, montre au-dessous du corps papillaire dégénéré, une couche épaisse de tissu adénoïde.

Il n'y a pas de leucémie. Sans nouveaux phénomènes morbides, le malade meurt l'année suivante.

Observation III

Dans la séance du 4 janvier 1892, M. Tenneson a présenté à la Société de dermatologie la femme Juliette E..., âgé, de 40 ans domestique, chez laquelle on voyait réunis presque tous les éléments dermatologiques appartenant au mycosis fongoïde : les plaques eczématiques, les ilots lichenoïdes, enfin les tumeurs mycosiques. Précédemment, M. Tenneson avait observé sur Juliette E..., les plaques érythémateuses et ortiées.

Cette femme était une névropathe, et le défaut d'équilibre de son esprit, rendait l'interrogatoire particulièrement difficile. La maladie avait débuté en 1889 par des taches rouges et prurigineuses. Elle vint consulter pour la première fois salle Biett à l'hôpital Saint-Louis en avril 1891 ; on observait alors sur la face, une rougeur diffuse sans desquamation ; sur ce fond de larges papules, rouges sombres, aplaties, circulaires, non desquamantes, semblables à des papules syphilitiques géantes, si ce n'est qu'elles étaient très prurigineuses. La malade fut soumise au traitement spécifique (Hg et iodure de potassium) ; pendant ce traitement, il se produisit un affaissement notable des lésions de la face. Elle quitta le service de M. Tenneson en mai et y rentra en août; les caractères de la dermatose se modifièrent et le diagnostic s'imposa. Actuellement grosses tumeurs mycosiques. État général excellent. Pas de leucocytémie ; rate et foie normaux. Adénopathies multiples et indolentes surtout à la région cervicale.

Observation IV (1)

C'est un homme de 40 ans, vigoureux, dont les parents vivent encore, qui a toujours habité la campagne et n'a jamais eu de maladie grave. Il présente un cas typique de mycosis fongoïde, mais avec quelques particularités intéressantes qui méritent d'être signalées : les éruptions sont essentiellement polymorphes, elles présentent tous les intermédiaires entre les éruptions eczémateuses et les grosses tumeurs mycosiques; en plusieurs régions, elles offrent l'aspect du pityriasis rubra pilaris. L'une des tumeurs présente la forme d'un bourrelet semi-circulaire, offrant une grande analogie avec un malade présenté par MM. Fournier et Bruchet à la Société de Dermatologie. Une autre, qui a la dimension d'une tête de fœtus, est ulcérée en deux endroits et une de ces ulcérations simule à s'y méprendre un chancre induré.

L'examen du sang, pratiqué par M. Jeanselme, y a révélé la présence de microcoques se colorant par le Gram.

D'autre part, en avril 1889, une des tumeurs qui avait le volume d'une orange fut enlevée par le docteur Delabarre, de Cambrai, qui en pratiqua l'ablation au bistouri; elle récidiva cinq ou six mois plus tard dans la cicatrice.

Pourtant, M. Besnier a rapporté deux cas de mycosis opérés par M. Terrier, qui récidivèrent, mais à distance. Il faut donc admettre que dans le cas précédent, l'ablation n'a pas été faite assez profondément.

Observation V (2)

Mycosis fongoïde multiforme (tumeurs molluscoïdes, épithéliomatoïdes; plaques de dermite eczématoïde ou lichénoïde diffuses, figu-

(1) Hallopeau et Barrié, S. F. D., 1892.

(2) Besnier. Deux observations nouvelles pour servir à l'hitoire du mycosis fongoïde, 1892.

rées, simples ou végétantes, tuberculeuses, mamelonnées). Lésions subissant une évolution rétrograde pendant l'été, et une poussée active pendant l'hiver. Absence d'érythrodermie. Bénignité.

Il s'agit d'une femme de 50 ans, couturière, entrée dans le service de M. Besnier, à l'hôpital Saint-Louis, le 16 février 1897, sans antécédents héréditaires.

Personnellement, elle a eu en 1888 une angine phlegmoneuse, avec abondante émission de pus après incision.

En octobre, même année, premier symptôme cutané : éruption prurigineuse frontale, et, au même mois de l'année suivante, apparition sur le même point de deux tumeurs grosses comme des noix, qui s'affaissèrent au printemps de 1890.

En octobre 1890, à la base du nez, à droite, développement d'une petite bosse, comme une loupe, qui grossit et s'affaissa pendant le printemps de 1891.

Au mois d'octobre 1891, à gauche du nez, il se forma une surface eczématoïde prurigineuse que la malade grattait, sur laquelle s'éleva une petite masse, de la dimension d'un pois d'abord, et qui, rapidement, atteignit le volume d'un œuf de poule, volume qu'elle conserve encore au moment de son entrée à l'hôpital. Voici son état à cette époque :

Lésions de dermite eczématoïde ou lichénoïde sur le front, érodées ou squamulaires ; saillies aplaties de diamètres variables à centre excorié.

Sur les paupières, tumeurs aplaties, en amandes, enchâssées et recouvertes d'un derme cliniquement sain.

Sur le nez, grosse tumeur occupant les deux tiers de sa surface, du volume d'un œuf de poule, 4-5 centimètres de surface élevée d'un centimètre.

Sur le cou et les régions maxillaires et sous-maxillaires, épaississement du derme, plaques lichénoïdes, pas de tumeurs.

Sur le thorax et dans le dos, rien.

Sur le reste du corps, quatre tumeurs, survenues depuis deux mois dans l'ordre suivant : une à la fesse gauche, une au-dessous du pli de l'aine gauche, une à gauche du tronc, sur les dernières côtes, une au-dessous de l'aine droite.

La consistance des tumeurs est celle du caoutchouc; elles sont immobiles dans le tégument et mobiles avec lui. A leur pourtour et dans un espace plus large que la main, lésions eczématiques, prurigineuses, excoriations de grattage et dermite sous-jacente.

Observation VI

Erythrodermie prémyéosique typique. Prurit sans prurigo. Adénopathies.

Gr..., 48 ans, assure avoir eu pendant les trois années qui ont précédé le début de son éruption, des frissons vespéraux et des vomissements matudinaux ; ces accidents ont cessé au début de l'éruption (25 mai 1895).

Après avoir débuté par le devant des cuisses, elle s'est étendue aux bras, aux mains, à la tête, aux pieds, et en dernier lieu au tronc. Santé générale mauvaise, faiblesse et amaigrissement.

Prurit intense, érythrodermie généralisée, usure des ongles qui sont concaves et brillants, absence de prurigo, état grêle et raréfaction des cheveux. Ganglions tuméfiés.

Sang. — Globules blancs 16.800 par millimètre cube au lieu de 12.000. Eosinophiles rares.

Observation VII

Erythrodermie prémycosique avec lésions buccales et pharyngées. — H. Hallopeau et E. Weil (S. F. D., 1857, page 651.

C..., malade depuis 2 ans ; début par saillies rouges sur la face dorsale des mains et des poignets ; puis tout le corps est envahi. Sensations prurigineuses intenses, avec poussées sudorales, se reproduisant plusieurs fois par jour avec une abondance énorme et constituant un phénomène des plus pénibles.

Au cuir chevelu la peau est rosée ; chute de cheveux considérable, plaques alopéciques. Aux aisselles les poils sont tombés en grande partie ; ganglions volumineux ; adénopathie cervicale

(1) Hallopeau. S. F. D. 1897. page 116.

La face, le cou, le tronc et les membres sont couverts de plaques rouges érythémateuses infiltrées en leur centre, ayant parfois l'aspect d'une cocarde ; le maximum des lésions siège aux pieds et aux jambes. Le foureau de la verge est épaissi. Ganglions volumineux dans l'aine.

La langue présente des sillons nombreux peu profonds ; et entre ces sillons, la muqueuse est épaisse et d'un blanc nacré ; ulcérations rougeâtres, irrégulières, séparées par des points blanchâtres sur la muqueuse labiale. Mêmes lésions sur la face interne des joues, le voile du palais et la paroi postérieure du pharynx.

Biopsie par M. Laffite. — Examen d'un fragment de la peau du dos ; inclusion à la paraffine et coloration par la thionine.

Aucune lésion des cellules de l'épiderme ni des glandes. Les lésions occupent exclusivement les régions, papillaire et sous-papillaire.

Papilles infiltrées de cellules embryonnaires bien colorées ; capillaires dilatés.

Dans la couche sous-papillaire, infiltration diffuse, des mêmes cellules embryonnaires.

Pas de cellules géantes.

Pas de réseau lymphatique.

Tissu conjonctif du derme, normal.

Sang. — Globules rouges, 4.680.000 ; globules blancs, 12.500.

Pas de plasmozellen ; mais de nombreuses mastzellen, pas d'eosinophiles.

Observation VIII

Mycosis fongoïde, tumeur dorsale, bourrelet limitant. Adénopathies

G..., âgé de 42 ans, entre le 13 avril 1895, dans le service de M. Hallopeau.

Antécédents. — Chancre induré en 1870.

Début par une plaque prurigineuse au niveau de la région dorsale, il y a un an. Immédiatement après apparut une tumeur arrondie, qui augmenta rapidement de volume. Plus tard, se montrèrent des nodosités au-devant du tronc, qui disparûrent subitement au bout de quelques mois.

Au mois de janvier ulcération, de la tumeur et adénopathie axillaire.

Lors de son entrée à l'hôpital, la tumeur dorsale faisait une saillie considérable; elle mesurait 14 centimètres sur 16. Elle est entourée d'un bourrelet saillant d'un diamètre de 3 à 4 centimètres ; son contour se détache nettement des parties saines; il est polycyclique. Plus en dehors, une tumeur à bords très nets simule l'urticaire. Au-dessous d'elle, on sent une induration qui paraît intra-dermique. Au-dessus du sein gauche, de petites tâches, maculeuses, pigmentées, représentent des néoplasies disparues.

Tumeurs au-dessus de l'olécrâne, à la face postérieure du bras droit.

Ganglions durs, douloureux, gros comme une noix dans l'aisselle droite. Adénopathie pariétale axillaire gauche.

Traitement. — Poudre de salol sur les parties ulcérées, stérésol sur les parties non ulcérées.

Le 18 avril la grosse tumeur s'est affaissée ; la masse principale n'est plus représentée que par le bourrelet; celui-ci ne mesure plus qu'un centimètre. La partie ulcérée se couvre de bourgeons charnus. Tout le dos, excepté l'épaule, jusqu'à la dixième vertèbre dorsale, est couvert d'une rougeur érythémateuse, formant en divers points des saillies ortiées.

Le 13 juin, le malade est notablement amélioré; la vaste plaque érythémateuse de la région dorsale a disparu sans laisser de traces. Une adénopathie très volumineuse, suppurée dans la région axillaire droite, a été ouverte et est en voie de guérison. L'unique tumeur dorsale a cédé, soit spontanément, soit à la suite d'applications de naphtol camphré; la saillie est presque effacée.

Observation IX

C'est un malade, âgé de 68 ans, concierge, présenté par MM. Du Castel et Leredde à la Société de Dermatologie. Il présente ceci de particulier, que M. Du Castel l'avait suivi pendant plusieurs années, sans pouvoir mettre une étiquette sur sa maladie qui était une érythrodermie prémycosique. La première fois qu'il vint à la consultation de Saint-Louis, il était cachectisé, le dos de la main avait un aspect pellagroïde ; la peau de la face était lisse, tendue et les paupières étaient en état d'ectropion marqué. En présence de l'altération de la santé générale, de la rétraction de la peau, de sa coloration érythémateuse, de sa desquamation, furfuracée par places, on porta le diagnoctic de pityriasis rubra de Hebra, et un pronostic grave. Le malade sortit de l'hôpital dans le même état. Quelques mois plus tard, il se représenta à la consultation ; l'état pellagroïde des mains persistait, mais l'état général était bon et l'ectropion avait disparu. Pendant plusieurs années il en fût ainsi. H... avait de temps en temps des poussées eczémateuses, pendant lesquelles son ectropion se produisait, puis lorsqu'elles disparaissaient, les paupières reprenaient leur place normale.

Dans le cours de l'été 1897, il se produisit sur le cou, un demi-cercle papulo-squameux, ayant les apparences d'un cercle trychophytique : ce cercle descendit sur le cou puis sur la poitrine ; le cou présentait un contraste net, entre la partie supérieure blanche et recouverte d'un épiderme aminci et la partie inférieure qui se montrait pigmentée à l'excès et recouverte d'un épiderme, d'épaisseur normale.

L'éruption eczématiforme rétrocéda et alors on vit se dessiner un certain nombre de placards épaissis, scarifiés, présentant des orifices sébacés dilatés. Sur la cuisse droite, au-dessus du genou, se forma une plaque tout à fait mycosique d'aspect, recouverte de larges squames minces, à région centrale saillante, violacée, entourée d'un anneau hyperhémique.

On observait en outre :

Un prurit intense.

Des ganglions volumineux dans les aisselles.

Gros ganglion sus épitrochléen droit.

Pas d'adénopathies sous maxillaires ou cervicales.

Le foie gros, débordant de quatre travers de doigt les fausses côtes.

Rate et testicules normaux.

Dans le sang pas de leucocytose, mais un certain degré de lymphocytose (poly et mononucléaires) lésions vues dans le mycosis (Bensaude et Leredde).

Observation X (1)

Erythrodermie lichénoïde eczématoïde echtymatoïde. Tumeurs ulcérées. Facies mycosique. Athrepsie. Mort.

Après une période prémycosique, qui a duré 5 ans, a été caractérisée par un prurit cutané paroxystique, avec des lichénisations et des eczématisations disséminées partielles, des formations echtymatoïdes observées par Vidal et Wickham, et a été considérée surtout comme du lichen, il s'est développé brusquement, d'une façon inopinée et sans aucune cause connue au mois d'octobre 1891, de nombreuses petites tumeurs mycosiques, dont plusieurs se sont très rapidement ulcérées, des tumeurs ganglionnaires et peu après ou peut-être simultanément une érythrodermatite généralisée. Au moment de la présentation à la S. F. D. il existe à peine quelques îlots de réserve, distribués surtout entre les épaules, partout ailleurs la peau est d'un rouge violâtre ; elle est le siège d'une desquamation furfuracée visible partout ; aux mamelons, elle se fait par croûtelles qui ne s'éliminent pas et finissent par former un enduit jaunâtre, craquelé, d'aspect séborrhéique. Le tégument est infiltré, ses plis sont épaissis, il est œdémateux. On voit des adénopathies inguinales et axillaires. Pas de leucémie. L'épaisseur de la peau sans rides du front, le double ectropion, l'élargissement de la face par les tumeurs mycosiques, donnent à la figure un masque caractéristique. Le malade meurt succombant à des accidents de staphylococcémie.

(1) E Besnier. *Société de Dermatologie et Siphiligraphie* 19 mars 1892.

Observation XI

Erythrodermie prémycosique de longue durée Tumeurs. Alopécie(1).

Le malade est un père Franciscain, âgé de 44 ans, qui a eu 9 ans auparavant des manifestations multiformes consistant en éruptions successives, accompagnées de chaleur et de démangeaisons.

M. Besnier qui donna des soins à ce malade, à intervalles éloignés, mais pendant plusieurs années consécutives, pour un prurit à manifestations diverses : urticaire pigmentée, éruptions acnéiques, plaques lichénoïdes, placards eczématoïdes humides et croûtelleux, constate pour la première fois en 1891, des indices mycosiques positifs : infiltrations dermiques aux fesses, adénopathies inguinales et axillaires, tumefaction des mamelons. Il décide le malade à entrer à Saint Louis en septembre 1891 ; à ce moment il se fait pour la première fois, trois poussées d'érythrodermie scarlatinoïde, généralisée avec réaction fébrile ; elles sont suivies de desquamation abondante qui cesse en décembre. A cette époque la rougeur persiste et s'accompagne d'induration et de tuméfaction dermique prononcées.

Les plis naturels s'exagèrént et se multiplient, la peau semble trop large pour la surface sous-jacente. Le système pileux est en voie de disparition ; l'alopécie est absolue sur la partie inférieure du crâne, les cils et les sourcils sont raréfiés ; les ongles sont intacts.

Dans plusieurs régions, on observe des néoformations mycosiques. Il n'y a pas de leucémie ; la rate est normale.

En septembre 1892 (2) la poussée érythrodermique rétrocédé

(1) Hallopeau et Jeanselme. *Société Française de Dermatologie*, 10 décembre 1891.

(2) La suite de cette observation a été donnée en 1892, par MM. Besnier et Hallopeau, au IIe congrès International de Dermatologie (Vienne 5-10 septembre 1892).

rapidement, la rougeur elle-même a complètement disparu en plusieurs points ; la peau reste infiltrée. Dans l'intervalle. de nouvelles poussées mycosiques se sont produites, pendant que d'autres s'affaissaient. Elles sont cependant peu nombreuses et peu volumineuses. La santé générale est bonne ; il n'y a plus de poussées fébriles..

Comme phénomènes nouveaux il faut signaler :

Des taches pigmentées sur toute la surface du corps, et à la face, des petits nodules miliaires blancs, ressemblant à ceux que produit l'oblitération des glandes sudoripares.

On voit en outre un grand nombre de macules décolorées ; mais le malade présentant à la face des cicatrices de variole, on doit se demander si les macules ne reconnaissent pas la même origine ; il affirme, il est vrai qu'elles sont d'origine récente, mais il est possible, qu'elles remontent au contraire à la convalescence de sa variole et qu'elles ne soient devenues apparentes qu'à l'occasion de sa présente lésion.

A la suite de la poussée érythrodermique, les adénopathies inguinales ont notablement diminué de volume.

Observation XII (1)

Sur un cas de mycosis fongoïde avec masque spécial et prurigo (1), par Hallopeau et G. Bureau.

Jean G..., domestique, entre le 11 janvier 1896, salle Bazin, nº 43.

Pas d'antécédents personnels ou héréditaires. Début en 1890, par une plaque rouge érythémateuse, très prurigineuse à la partie antérieure et moyenne de la jambe gauche. Quatre mois après, tache symétrique, à la jambe droite. Généralisation rapide ; ulcérations par grattage.

Il y a deux ans, la face a été prise aussi. Prurit très intense, empêchant le sommeil.

Actuellement la face est recouverte d'un véritable masque, et dans sa partie supérieure, il n'existe que de rares espaces de peau saine. Ce sont de larges placards de couleur rouge pâle,

(1) *S F. D.* 1897, page 52.

surélevés, limités par un bord également surélevé, à contours irréguliers et nettement limités. A leur niveau, la peau est infiltrée, épaissie, comme œdémateuse. La limitation des placards du côté du cuir chevelu n'est pas nette, ils y pénètrent par places plus ou moins profondément.

Paupières atteintes, rouges, œdémateuses, léger degré de blépharite.

Au-dessous de la paupière gauche, se trouve une plaque en forme de virgule, formant une petite tumeur sur le fond rouge érythémateux ; sur la paupière elle même, petit tubercule arrondi, de la dimension d'un pois.

Placards moins accentués sur les joues.

Cheveux très raréfiés, très fins et par places dans le cuir chevelu de petites taches rosées au niveau desquelles existe une alopécie presque complète.

Les taches sont également disséminées sans aucun ordre sur tout le corps.

Poils raréfiés au pubis et aux aisselles. Ganglions axillaires du volume d'une noisette; ganglions inguinaux plus petits.

Nombreuses lésions de prurigo sous forme de traînées linéaires ou de papules rouges avec croûtelles noirâtres.

Etat général excellent; pas de lésions viscérales.

Ce malade avait été soigné, au début de son affection, par deux médecins différents qui avaient diagnostiqué : le premier, eczéma ; le second, psoriasis.

M. Hallopeau insiste sur la ressemblance qu'offre ce malade, de par son masque, avec un cas de lupus-érythémateux qu'il avait précédemment présenté à la société.

Observation XIII (1)

Erythrodermie prémycosique. — Alopécie, raréfaction des poils. — Prurit douloureux, adénopathies.

Eugénie C..., 46 ans, allumetière, entrée salle Lugol, n° 11, le 26 décembre 1898.

(1) Communication de MM. Hallopeau et Tostivint. *Bulletin de la Société de dermatologie et syp.*, 1897.

Cette malade s'est généralement bien portée jusqu'au mois d'août 1897, époque à laquelle l'affection a débuté comme il suit :

Quelques jours après une suppression brusque et définitive des règles survenue à la suite d'une contrariété, la malade voit apparaître, sur la partie antérieure de l'avant bras, quelques petites taches rouges, et ressent en même temps un prurit intense, généralisé à toute la surface du corps, les mains exceptées.

Au bout d'un laps de temps très court, l'éruption atteint le bras droit, le cou, le membre supérieur gauche, la poitrine et l'abdomen, jusqu'à la racine des membres inférieurs.

La malade continue cependant à travailler, employant comme traitement la pommade à l'oxyde de zinc et les bains d'amidon.

Mais, voyant que l'éruption augmentait et que le prurit ne lui permettait plus de dormir, elle entre dans notre service le 26 décembre 1898.

Actuellement, l'éruption remonte en arrière, jusqu'à la racine des cheveux en avant, et latéralement jusqu'à la partie supérieure du cou. Elle est à ce niveau séparée des parties saines, par une ligne de démarcation très nette.

Elle recouvre toute la surface du dos et descend en arrière sur les membres inférieurs, jusqu'à la partie inférieure du creux poplité.

En avant, elle s'arrête à cinq centimètres environ au-dessous du pli de l'aine. La face, la partie antérieure des seins, les mains, la partie antéro-interne des cuisses, les jambes et les pieds ne sont pas atteints.

Il en était de même, il y a quelques jours, de la partie moyenne du dos ; mais aujourd'hui l'éruption le recouvre complètement, formant un relief très peu prononcé, appréciable à la vue seulement, au-dessus des parties saines.

Au niveau de l'articulation scapulo humérale, on remarque des intervalles de peau saine, présentant de petites taches arrondies.

La rougeur de cette éruption varie suivant les points considérés. Elle est très accentuée, scarlatiniforme au niveau du cou, de l'aisselle, du pli du cou et du pli de l'aine. Dans ces mêmes régions, les plis de la peau sont exagérés et forment un quadrillage très net. Dans les autres parties du corps, l'éruption est d'une couleur beaucoup moins vive, uniforme, disparaissant incomplètement sous la pression du doigt. On ne voit ni papules croûteuses de prurigo, ni taches pigmentaires, ni nodosités furonculoïdes. Il n'existe pas non plus de centres de décoloration.

Toute la surface du corps, y compris les parties saines, est le siège d'un prurit incessant, et de douleurs très vives, que la malade compare à des piqûres d'aiguilles.

Le prurit s'exagère après le repas et pendant la nuit. La malade se gratte à tel point que les ongles sont usés. Leur surface est polie et brillante, leurs bords sont taillés en biseau.

La nuit, la secrétion sudorale s'exagère ; la malade est obligée de ne se couvrir que d'un drap de lit.

La peau est considérablement épaissie; le pli qu'elle forme, quand on la pince entre les doigts, est considérablement accru, et sa consistance est notablement augmentée.

Cet épaississement est encore plus prononcé au niveau du cou, de l'aiselle, aux plis du bras, aux flancs, à la naissance des membres inférieurs. Sur ces différentes régions, on remarque une très légère desquamation. La peau paraît trop large pour contenir les parties sous-jacentes. Elle est sèche et rude ; le suintement fait presque complètement défaut.

Les ganglions du cou, de l'aiselle, et de l'aine sont tuméfiés. Ces adénopathies ont cependant diminué dans ces derniers temps, malgré l'intensité plus grande des poussées érythrodermiques.

La malade a perdu beaucoup de cheveux ; les poils de l'aiselle sont presque tous tombés.

L'état général est resté bon ; cependant l'appétit à diminué ; la malade se plaint d'insomnies et de céphalalgie.

Il n'y a pas d'hypertrophie du foie ni de la rate. Les urines sont normales.

Observation XIV

Mycosis fongoïde anormal, ressemblant à la lèpre. — Absence de prurit. Œdème des extrémités (1).

Benoit P..., âgé de 62 ans, actuellement sans profession, mais ayant longtemps exercé celle de voyageur pour les liquides entre à l'Antiquaille le 1er février 1898.

Cet homme né dans le département de l'Isère, n'a jamais quitté la région lyonnaise.

Sa santé fut toujours excellente ; il est père de six enfants bien portants.

Jamais il n'a eu d'affection vénérienne ou cutanée ni aucune maladie notable. Le seul antécédent à retenir, est son intempérance invétérée. Pendant quinze ans, dit-il jusqu'à l'an dernier, il n'a jamais passé un jour sans boire un litre d'eau-de-vie et quantité de vin.

A son entrée, nous constatons ce qui suit : Les mains et les doigts, surtout à gauche, sont le siège d'une infiltration diffuse, assez régulière, présentant pourtant ça et là, quelques nodosités appréciables à la vue et au toucher, sur la face dorsale des mains et des phalanges, la peau tuméfiée a une teinte bleue violacée, assez uniforme, mais assez modifiable, d'un jour à l'autre, parfois plus bleue, parfois plus rouge. L'œdème et la coloration qui l'accompagne, occupent toute la main, les doigts compris, et s'arrête, par une ligne irrégulière au niveau du poignet.

(1) *Bulletins de la Société Française de dermatologie.* Année 1899. Communication de V. Augagneur.

Plus haut, au tiers inférieur de l'avant-bras, une macule œdémateuse et bleuâtre se dessine sur la peau saine, séparée des altérations de la main par un ilot de tissus intacts.

Les doigts sont doublés de volume, en radis, rappelant la main des lépreux. L'avant-bras étant très maigre, peu musclé, la peau jaunâtre, les mains paraissent démesurées, le contraste étant rendu plus frappant par les modifications de la couleur.

A la paume des mains, les sillons sont plus profonds qu'à l'ordinaire, en raison du gonflement. La peau donne une sensation savonneuse au toucher.

Les poils ont disparu sur toute la région dorsale ; la sueur, très abondante autrefois, est tarie, les ongles sont fendillés et amincis.

Indépendamment de l'œdème, nous notons ça et là des tubercules allant du volume d'un pois, à celui d'un noyau de cerise.

Ils sont plus nombreux sur la face dorsale de la main sur son bord interne et prés du poignet. Les tubercules, ou mieux les tumeurs, se montrent à des degrés divers de développement. Les uns font à peine un relief au toucher ; ce sont de petites papules ayant la même coloration que l'œdème périphérique ; il semble que ce soient les points où l'œdème soit un peu plus marqué. Les autres sont de véritables tumeurs implantées par une large base, recouvertes d'un épiderme normal, en continuité directe avec l'épiderme voisin.

A l'examen, aucune de ces tumeurs n'est ulcérée lors de l'entrée du malade à l'hôpital.

Aux pieds, et surtout au pied gauche, se voient les mêmes symptômes qu'aux mains. L'œdème y est plus accusé, plus dur il est impossible d'y produire un godet par la pression du doigt. L'œdème remonte plus haut sur les jambes que sur les avant-bras ; la jambe gauche est envahie jusqu'à sa partie moyenne, comme aux mains. Les poils ont disparu, les ongles sont encore plus amincis, striés, cassants. La transpiration jadis très abondante, a complètement disparu.

Les tumeurs sont plus nombreuses et plus volumineuses qu'aux mains ; les unes sont recouvertes d'une épaisse couche cornée ; les autres sont ulcérées, secrètent une sanie fétide, creusées en leur centre comme d'un cratère, au fond duquel se voit une sorte de boue rougeâtre. Les tumeurs ulcérées sont très hémorrhagiques. Sur la face plantaire du pied gauche, les tumeurs sont très nombreuses, serrées les unes contre les autres en choux fleurs ; elles restent toujours distinctes. Des tumeurs isolées, de volume variable, quelques-unes ulcérées, se voient sur la face dorsale du pied et des orteils, sur le bord interne du pied, au niveau du talon. Sur le reste du corps, les phénomènes sont beaucoup moins marqués.

La tête est indemne, rien à la face, pas d'alopécie ; j'insiste sur cette intégrité absolue du visage.

Sur le tronc, au niveau du dos, de la poitrine, sur les faces latérales, se voient de larges taches dont la teinte érythémateuse sur certains points, plus pigmentée sur d'autres, tranche avec la coloration de la peau normale, dont nous pouvons juger par l'aspect du visage. Les plaques d'érythème ne desquament pas, mais semblent tendre à la pigmentation. Leur couleur varie d'ailleurs, comme nous l'avons vu pour l'œdème des extrémités. Leurs bords sont irréguliers, festonnés, échappant à toute description, ne conservant que le caractère général d'être limité par des lignes courbes.

Sur la face externe de la jambe gauche, au niveau et au-dessous de l'articulation du genou, se voient deux placards éruptifs, l'un, large comme la paume de la main, très irrégulier, l'autre du diamètre et de la forme d'une pièce de deux francs, séparés par la peau saine.

A ce niveau, la peau est rouge foncé, un peu surélevée, et desquamée assez fortement. Sur quelques points de ces plaques éruptives, se dessinent de petits tubercules, ébauches de tumeurs.

Les phénomènes subjectifs sont nuls. Toutes ces lésions se sont installées sans douleur, sans prurit. La marche est gênée, mécaniquement par la tuméfaction des pieds, par la saillie des tumeurs plantaires, douloureuses seulement quand elles suppurent après ulcération. Les mains sont moins adroites par les mêmes raisons.

L'état de la sensibilité a été très soigneusement étudié ; tous les modes de sensibilité sont intacts.

Il n'y a ni diminution, ni excitation, ni dissociation ; la douleur, le contact, la température sont parfaitement appréciés.

Rien sur les trajets des troncs nerveux. L'état général est aussi bon que peut l'être celui d'un homme de 62 ans ; son alcoolisme lui a relativement très peu nui.

Rien dans les fosses nasales ; la bouche, le larynx, la voix, sont normales. Rien au poumon ni au cœur ; voies digestives en bon état.

Le système lymphatique est indemne ; un ganglion un peu tuméfié, à la pointe du triangle de Scarpa, à gauche ; et en rapport avec l'ulcération des tumeurs du pied.

Les urines sont normales ; le sang ne présente pas de leucocytose.

La maladie remonte à cinq ans. Elle a débuté par la plaque éruptive située sur la face externe de la jambe gauche, au niveau du genou. Cette plaque, quand le malade l'aperçut était presque aussi large qu'aujourd'hui, mais moins rouge et moins saillante. Il en attribua l'apparition à un choc reçu un an plus tôt sur le même point. Très vraisemblablement les plaques érythémateuses du tronc sont aussi anciennes, ou se sont développées pendant cet intervalle de cinq ans. Le malade peu soigneux ne les a pas remarquées. Comme elles ne donnent lieu à aucune douleur, il ne les a vues que lorsque nous les lui avons signalées. Celle du genou seule l'avait frappé, parce qu'elle est plus colorée, et placée dans une région plus accessible à son examen.

Les symptômes si marqués aujourd'hui, au niveau des pieds et des mains, n'existent que depuis cinq mois et auraient débuté par le pied droit. L'œdème seul serait survenu d'abord, puis après trois semaines aurait rétrocédé pour se montrer de nouveau.

Les premiers tubercules siégeaient sur la face externe du gros orteil et étaient indolores. Ils étaient au nombre de trois. Ils s'ulcérèrent par le frottement, suppurèrent, puis disparurent spontanément.

Il y a trois mois, les mains et les pieds furent atteints à la fois, avec prédominence des lésions à gauche. Certains tubercules disparaissent spontanément, sans ulcérations, ils s'affaissent, se dessèchent, la carapace épidermique qui les recouvrait desquame, et il ne reste à leur place que le tissu œdémateux.

Quand ils se résorbent après ulcération, ils ne laissent aucune cicatrice, pas plus d'ailleurs qu'en se résorbant sans s'ulcérer.

Après son entrée à l'hôpital, le malade fut soumis simplement à des pansements aseptiques : bain d'eau tiède tous les matins, dessication, puis application d'un mélange de talc et de bismuth ; bientôt l'œdème diminua, sans disparaître entièrement ; cependant la main droite redevint presque normale. Les tubercules ulcérés se cicatrisèrent, le plus grand nombre disparut, et le 9 avril, le malade demanda sa sortie.

Il rentra dans le service en octobre 1898, et s'y trouve encore aujourd'hui. Les symptômes sont identiques, mais plus accusés. Les tumeurs se sont multipliées aux pieds ; l'œdème est plus considérable ; de petites tumeurs se sont élevées sur les plaques éruptives de la face externe de la jambe.

Tous les autres symptômes sont restés immuables : l'état général n'est pas sensiblement atteint.

Observation XV (1)

Mycosis fongoïde localisé, à durée longue.

La nommée C..., 40 ans, cuisinière, entre le 4 août 1893, salle Gibert, n° 5.

Père bien portant, mère morte emphysémateuse, bonne santé

(1) Quinquaud et Leredde. *Bulletin de la Soc. de Derm. et Syph.*, 1894.

habituelle. Dans sa jeunesse, dyspepsie qui a duré 18 mois (vomissements, douleurs gastriques). Rougeole dans l'enfance.

Menstruation régulière. Les règles sont diminuées dans leur quantité depuis 1 an.

Le début de l'affection est difficile à préciser. Il y a 15 ans, la malade avait à la partie externe de la cuisse une plaque superficielle (plaque initiale) grande comme une pièce de 5 francs, ne suintant jamais, quelquefois prurigineuse, de couleur rosée avec une légère desquamation. De temps à autre, la couleur disparaissait, ainsi que les démangeaisons, la peau restait sèche et plissée, puis, surtout au printemps, la lésion reparaissait.

Pendant 5, 6 ans, pas d'agrandissement, puis il s'est fait une progression assez rapide, et la plaque atteignit une quinzaine de centimètres de diamètre dans la longueur, remontant vers la hanche, descendant vers le genou. Mais à cette époque, il n'y avait aucune infiltration cutanée, à ce qu'explique la malade. A cet état, l'affection resta stationnaire jusqu'à l'année dernière, la peau ayant une teinte rose, quelquefois depuis 5, 6 ans, elle suintait.

En 1888, il y eut une ulcération très faible, qui dura très peu de temps.

Au mois d'août 1892, la plaque s'agrandit beaucoup et devint même plus étendue qu'elle ne l'est en ce moment ; elle envahit le genou, devint violette et s'épaissit énormément, formant une saillie que la malade compare à une tumeur, et qui a diminué dès qu'elle s'est mise au lit. Il se fit même des ulcérations considérables. Au mois d'octobre 1892, la malade ne pouvait plus marcher ; les deux jambes étaient très enflées, sans qu'elle vit de varices. Jamais il n'y eut de douleurs vives, mais quelques démangeaisons. A la fin de l'année, les ulcérations disparurent, et il ne s'en est reproduit que depuis quelques jours.

Peu de troubles de la santé générale. La malade n'a pas maigri, n'a pas perdu ses forces, elle a cependant quelques troubles de l'appétit qui est diminué et irrégulier. Depuis 6 mois elle ne dort plus : quelquefois elle souffre de céphalalgies ; pas de doigt mort, pas de troubles visuels ni palpitations.

Etat actuel. — A la partie externe de la cuisse droite on trouve une immense plaque ovalaire, s'étendant dans le sens vertical du grand trochanter, à trois ou quatre travers de doigt, au-dessus du genou et dans le sens antéro postérieur, de la face antérieure du fémur, à la projection cutanée du nerf sciatique.

Cette plaque forme à sa partie inférieure une saillie modérée, mais dure à la palpation, et qui répond aux premières lésions apparues. La teinte cutanée diffère dans cette région de ce qu'elle est à la partie supérieure ; elle est d'une couleur tirant sur le violet, tandis qu'en haut, elle est moins foncée. Cependant sur toute la périphérie de la plaque on voit une zone où la teinte d'un rose sombre va en s'atténuant peu à peu pour faire place à la coloration de la peau saine. L'épiderme présente partout une exagération de ses plis qui détermine un fendillement superficiel, et en quelques points donne lieu à une très minime desquamation.

Là, où l'infiltration dermique est prononcée, les plis paraissent distendus restant très visibles, et quand on prend entre les doigts l'épiderme, et la région superficielle du derme, on constate une mollesse contrastant avec la dureté des parties profondes. Cette mollesse paraît même plutôt appartenir au derme qu'à l'épiderme qui est flasque, mince, pelure d'oignon.

A la partie postérieure et inférieure de la plaque, en arrière de la région régulièrement infiltrée qui a été décrite, les lésions changent un peu de caractère, on voit des saillies arrondies juxtaposées, et non plus l'aspect régulier de la saillie antérieure.

Elles sont très molles, mais quand on les déprime du doigt, on sent qu'elles reposent sur le même fond d'infiltration dure qui a déjà été signalée.

L'infiltration s'étend sur les bords aussi loin au moins que la coloration atténuée qu'on y remarque, ce qui prouve sans discussion le début dermique.

Toute la moitié supérieure de la plaque est, au contraire noninfiltrée. Les plis cutanés y sont exagérés, comme dans la région inférieure, et non distendue, car on ne sent plus d'infiltration dermique, et il est possible de prendre la peau entre les doigts, ce qu'on ne peut faire dans la région inférieure ; les plis que l'on détermine ainsi ne sont pas plus épais que ceux de la région voisine et saine de la cuisse. La peau est sèche.

A la limite des deux régions, l'infiltration profonde apparait par des nodosités de la grosseur d'une noisette, dures, qui paraissent être la lésion élémentaire de l'affection.

Sur toutes ces lésions cutanées, paraissent se développer mais seulement dans la partie infiltrée, des ulcérations, dont l'une est en voie de réparation en ce moment.

Dès son début, elle a eu son maximum de largeur, elle a donné peu de liquide, surtout du sang. Les bords sont irréguliers, l'ulcération est plate, recouverte d'une croûte sombre, adhérente.

Depuis un an, c'est seulement la seconde ulcération qui se développe.

La malade en a eu une, il y a cinq ans, plus profonde.

Les ulcérations durent assez longtemps, trois à six semaines.

Une partie des caractères de l'affection est due à la présence de varices profondes qui se révèlent par des transes dans les mollets et de l'œdème des jambes.

Tuméfaction et induration des ganglions inguinaux du côté droit.

Pas de troubles de la santé générale.

Examen histologique. — 1° Coupe de biopsie faite dans les régions indurées.

L'épiderme est ici peu altéré, on y trouve de rares cellules migratrices dans le corps muqueux qui est peut-être épaissi, la couche granuleuse dans quelques régions offre un nombre de couches plus grand qu'à l'ordinaire; au-dessous du stratum lucidum, on peut apercevoir quelques petits foyers à cellules embryonnaires qu'explique l'exulcération de la peau au niveau de la biopsie.

Les lésions dermiques sont caractérisées par une infiltration de cellules migratrices, d'autant plus abondantes qu'on regarde des points plus profonds de la peau. Modérées dans la région papillaire ; ici, les cellules sont distantes les unes des autres séparées par la lésion dermique ; elles se distinguent nettement des cellules normales plus grosses, plus granuleuses. Les cellules mycosiques sont au contraire petites, ont très peu de protoplasma et un petit noyau irrégulier plus colorable que le noyau des cellules conjonctives. Les papilles sont élargies, on y remarque comme dans la couche sous-papillaire, un épaississement prononcé des faisceaux dermiques formant des traînées parallèles à la limite de l'épiderme.

Le calibre des artérioles est effacé tandis que les orifices sont béants.

Profondément, l'infiltration d'éléments nouveaux est considérable et forme des foyers souvent confluents en grandes nappes, à petites cellules semblables à celles qu'on trouve dans les papilles, mais serrées, tassées, et sans qu'on puisse mettre en évidence le réticulum intermédiaire. Les faisceaux conjonctifs sont tout à fait dissociés, quelques-uns persistent autour des vaisseaux, leur formant une paroi presque hyaline ou avec quelques cellules plates et rétrécissant leur diamètre. Il n'y a pas d'autre lésion vasculaire.

En résumé, infiltration discrète dans les papilles, intense dans la profondeur, avec lésions de dermite chronique sans réticulum.

2° *Coupe de la biopsie faite dans les régions molles*. Ici, l'infiltration est égale partout. Elle a fait totalement disparaître le tissu normal et refoulé l'épiderme aminci, réduit à quelques couches lamelleuses qui subissent une kératinisation précoce.

Le tissu dermique est constitué de cellules juxtaposées cubiques, par pression réciproque, avec peu de protoplasma, à noyau arrondi ou cubique lui-même. Entre ces cellules, on voit des fibrilles qui en portent et s'anastomosent entre elles, s'unissent, formant un réticulum qui décompose le tissu en trabécules parallèles. Sur les bords, la constitution de ce réticulum apparait nettement, les fibrilles persistent alors même que les cellules sont tombées, laissant vide la logette qu'elles occupaient. C'est entre les fibres mêmes de ce réticulum qu'on voit quelquefois des cellules allongées, restes probables des cellules normales du tissu conjonctif. Les fibrilles s'insèrent sur les vaisseaux de tout calibre, peu altérés ayant conservé leurs parois. Les glandes sudoripares sont tout à fait dissociées par l'infiltration; les sections des conduits sont écartées les unes des autres. Quant aux glandes sébacées, elles ont complètement disparu.

En un angle des préparations, on retrouve des faisceaux dermiques dissociés, semblables à ceux que l'on voit dans les coupes de la peau indurée. Là, les cellules mycosiques redeviennent petites, se tassent irrégulièrement les unes sur les autres; il n'y a pas de réticulum.

Exploration nutritive. Globules rouges 5, 375.000. Globules blancs 14.000.

L'excrétion de l'urée est de 26 gr. 35 le 11 décembre et 27 gr. 85 le 12 décembre ; le 13, 22 gr. 74 ; le 14, 21 gr. 78 ; le 15, 20 gr. 61 ; le 16, 33 gr. 37 ; le 17, 27 gr. 42 ; le 19, 28 gr. 84 ; le 20, 27 grammes.

Autopsie faite le 25 février 1894 à 8 heures. La rigidité cadavérique persiste. Face jaune citron. Sur le thorax, l'abdomen existent des vergetures d'aspect purpurique. Sur le cuir chevelu, au dos, à la poitrine, à la partie postérieure des jambes plaques violacées, vernissées, ecchymotiques. Escharre sacrée au début. Œdème des jambes.

Poumon gauche. — Quelques adhérences au sommet et à la partie postérieure.

Emphysème sur le sommet et les bords, pas de noyaux indurés. Par place, dans la masse, le tissu ne crépite plus, et offre des zônes de congestion et d'atélectasie.

Poumon droit. — Adhérences lâches dans toute son étendue; les ganglions du mediastin sont volumineux fibreux, noirâtres, ils sont peu tuméfiés, et peu nombreux.

La base est congestionnée, le tissu crépite, il s'écoule, à la coupe un liquide séro-sanguinolent.

Par place, le poumon offre des parties carnifiées, d'autres splénisées. Quelques fragments de poumon placés dans l'eau surnagent; d'autres au contraire tombent au fond, on rencontre quelques rares ganglions axillaires.

Le foie pèse 3 kilog. 800, mou, gras, friable ; la vésicule biliaire est très dilatée, on y voit des plaques violacées en quelques points. A la coupe il présente un reticulum blanc, jaunâtre, au milieu duquel existent des parties colorées en rouge brun. En quelques points l'accentuation de la congestion est extrême, ailleurs, au contraire, il y a anémie marquée. Il coule peu de sang à la coupe.

La rate pèse 110 grammes. Dure, congestionnée, renfermant des amas blanchâtres, n'offrant pas au palper d'induration manifeste. En quelques points, elle paraît comme farcie de petit nodules,

Reins. — Rein droit 170 grammes. Rein gauche 200 grammes. Les reins sont normaux comme volume, pas fibreux à la coupe, congestionnés. La surface corticale est augmentée de volume ; vaisseaux dilatés, empiétant sur la surface médullaire.

La décortication se fait facilement en entraînant par place un peu de la surface de l'organe. L'aspect général est celui du gros rein blanc avec congestion intense des étoiles de Verheyen Rien dans les capsules surrénales.

Cæcum. — Très dilaté, renferme un peu de liquide jaunâtre La paroi intestinale n'est pas épaissie, pas de lésions notables, pas de ganglions dans le mésentère.

Légère congestion pancréatique.

Estomac petit, épaississement du pylore. Liquide verdâtre, parois épaissies, blanchâtres, non ecchymosées.

Les ganglions (des vertèbres lombaires et sacrées) sont gros à la coupe, ils ont un aspect couenneux lardacé.

Dans les fosses iliaques, les ganglions offrent son aspect noirâtre, analogue à celui des ganglions d'anthracose pulmonaire. Certaines parties de ces ganglions sont comme fibreux à la coupe offrant des tissus alternativement lardacés et fibreux. Quelques ganglions présentent une mollesse toute spéciale, et laissent échapper à la coupe un léger liquide laiteux.

Utérus un peu épaissi

Vessie. — Ne renferme pas d'urine , pas d'hypertrophie des parois.

Cerveau sain.

Cœur. — Petit, pas de sang dans les cavités, sauf un caillot agonique dans le ventricule droit.

Pas d'athérome.

L'aorte et la veine cave, sont au niveau des dernières vertèbres lombaires engainées par des ganglions hypertrophiés. Le tissu à ce niveau est fort adhérent aux vertèbres.

Observation XVI

Mycosis fongoïde. Lésions eczématiformes et exulcérations. Cicatrisation spontanée. Troubles de la santé générale coïncidant avec la dissémination, novembre 1893. (1).

Le nommé P..., 35 ans, cocher, entre à la salle Cazenave, n° 50, le 3 août 1893.

Parents morts : Mère tuberculeuse, père mort subitement, âgé. Rien de particulier dans collatéraux. Le malade n'a eu ni frère, ni sœur. Pas marié, pas d'enfants. N'a jamais été malade.

Depuis six ans, il travaille dans la céruse, et n'a présenté

1) Quinquaud et Leredde. S. F. D, 1894,

d'accidents qu'à la fin; dans les huit derniers mois, il a eu quatre attaques de coliques de plomb.

Il est devenu faible, anémique.

Ni tremblement, ni paralysie, dyspepsie saturnine au moment des coliques.

Effrayé par des coliques, le malade a renoncé à son métier et est devenu cocher. Sa santé était tout à fait normale, quand un mois et demi après la dernière attaque de coliques, est apparue la plaque initiale du mycosis.

Le début de l'affection remonte au mois de juillet 1892. Le malade, qui n'avait eu antérieurement d'autre maladie de peau que la gale, remarqua à la partie postérieure de l'avant-bras gauche près du coude, une dartre formée de croûtes sèches, recouvrant une tache rosée (plaque initiale) de la même couleur que les plaques actuelles. Il n'y avait à cette époque aucun suintement. La dartre provoquait une légère démangeaison; le malade ne la soigna pas, elle acquit les dimensions d'une pièce de cinq francs, puis au bout de six mois, sans traitement, elle diminua peu à peu, et disparut sans laisser de traces.

Au mois de décembre, parurent des plaques nombreuses sur les avant-bras et les bras, puis sur les cuisses. Les plaques du tronc ne datent que de juin 1893.

Queques-unes des plaques primitives, ont complètement disparu à l'heure actuelle, en laissant des traces plus ou moins profondes Une cicatrice que l'on remarque à la paroi postérieure de l'avant-bras gauche, arrondie, non pigmentée, légèrement déprimée au-dessous de la peau voisine dont la sépare un mince bourrelet, répond à une tumeur saillante qui a duré plusieurs mois et s'est ulcérée au centre. D'autres plaques n'ont laissé qu'une légère pigmentation avec alopécie, d'autres n'ont rien laissé du tout. Au reste, on peut, sur de nombreuses plaques, en évolution actuelle saisir la manière dont se fait la cicatrisation, et nous reviendrons sur ses détails.

Par contre, d'autres lésions ont eu une évolution plus longue, et datent de la poussée qui s'est produite au mois de décembre dernier.

Quelle que soit la durée des plaques, un certain nombre, à certains moments, se sont accrues et ont formé des saillies considérables; depuis elle se sont affaissées en s'étalant. La consistance a beaucoup diminué.

Presque toutes ont présenté à un moment donné des ulcérations partielles pouvant atteindre le diamètre d'une pièce d'un franc, et profondes d'un centimètre à un centimètre et demi, au dire du malade. Il n'y avait jamais plus d'une ulcération par plaque.

Ces ulcérations restaient à peu près indolores; spontanément, elles donnaient une grande quantité de liquide jaunâtre puriforme, mais peu épais, formant des croûtes jaunes sur les linges de pansement.

Il y a 2 mois, en quelques jours, toutes ont disparu; avant leur guérison, le liquide se modifia et devint plus séreux, transparent.

Sans ulcération, quelques plaques donnaient un peu de liquide transparent, comme celui d'un suintement eczémateux.

Toutes provoquaient des démangeaisons, surtout la nuit, aussi intenses, dit le malade qu'à l'époque où il avait la gale.

Jamais d'autres douleurs.

Troubles de la santé générale. Jusqu'à la maladie actuelle, le malade n'a présenté d'autres troubles de la santé générale, que ceux dus à son saturnisme. Au mois de juin 1892, il était en parfait état. Tant que la plaque initiale est restée isolée, il en a été de même, mais en décembre, lors de l'éruption généralisée des membres, la santé s'est rapidement modifiée. Le malade a beaucoup maigri, ses forces ont diminué, l'appétit a disparu; et du mois de décembre au mois d'octobre 1893, il eut tous les jours, à n'importe quelle heure, des frissons avec sensation de froid. Il était altéré et devenait pâle.

Au mois de mai 1893, il est entré à la salle Cazenave, où on l'a traité, par des applications de sublimé et d'oxyde de zinc. Il n'est resté qu'un mois, et est rentré en août. A la fin d'octobre, les ulcérations se fermant, la santé générale s'est amendée; le malade a repris des forces, la fièvre a disparu, l'appétit est revenu. Poids le 22 novembre ; 65 kil. 1/2.

Urines. — 13 à 1400 gr. L'addition d'acide nitrique détermine une coloration acajou qui paraît dûe, a l'uro-hématine.

Albumine : 0, sucre : 0.

Etat actuel. — Toutes les lésions cutanées peuvent rentrer dans une description commune, étant identiques les unes aux autres, sauf quelques différences résultant de leur âge. On peut distinguer trois phases. Une de début, une d'état et une de régression.

Phase de début. — Elle n'est pas représentée en ce moment sur le malade, toutes les lésions actuelles ayant au moins deux mois, mais sur les plaques en évolution, on remarque à la périphérie certains détails liés à leur accroissement, qui est général en ce moment, accompagné de l'affaissement du centre.

Par exemple sur une plaque située à la partie supéro externe de la cuisse gauche, on observe des festons arrondis, voisins les uns des autres, descendant avec rapidité du côté de la peau saine, lentement, en pente douce vers le centre. Chacun de ces festons est formé de trois ou quatre éléments, durs au toucher, enclavés dans le derme et recouverts de croûtes minces et sèches, blanchâtres. L'infiltration que l'on perçoit au doigt dépasse les limites de la lésion épidermique.

Période d'état. — Les plaques de l'avant-bras gauche peuvent servir de type ; elles sont d'une forme peu régulière, limitées par des lignes à peu près droites, d'une saillie modérée. Leur couleur est rose, un peu violacée à leur surface. On remarque une exagération de tous les plis de la peau entre lesquels se détachent de petites squames sèches. Elles sont consécutives au suintement qui s'est fait à un moment donné à la surface d'un grand nombre de plaques, suintement généralement disparu aujourd'hui,

Au doigt, la consistance est ferme et assez profonde, la pression même forte, ne détermine pas plus de douleur que ne fait la pression égale de la peau saine.

Le soulèvement du derme et la desquamation, ont leur maximum au centre des plaques. Sur les bords, au contraire, la saillie diminue, la desquamation également, ainsi que l'infiltration épidermique qui dépasse un peu la limite des plaques, se traduisant seulement par une teinte violacée formant une auréole aux plaques.

Un certain nombre de plaques ont, au contraire, des bords plus arrondis et plus saillants, ce sont celles qui sont en voie d'accroissement et qui ont été décrites.

Phase de cicatrisation. — Lorsque la régression se fait, elle débute par le centre des plaques, il se produit une réparation de l'épiderme qui s'atrophie légèrement, l'induration devient plus ferme, puis disparaît. Le processus cicatriciel s'étend à la périphérie, de sorte qu'on trouve des plaques où le centre seul est cicatrisé, d'autres au centre affaissé et à périphérie indurée avec bourrelet, d'autres atrophiées et affaissées sur toute leur étendue. L'induration disparaît totalement et alors il ne reste qu'une cicatrice de teinte violacée, souvent moins pigmentée au centre qu'à la périphérie.

Les éléments les plus superficiels laissent eux-mêmes une trace, c'est ainsi qu'une très petite plaque eczématiforme de la partie supérieure du bras gauche a laissé une pigmentation brune après quelques jours d'existence.

On trouve sur la partie supérieure et antérieure de l'avant-bras gauche une petite plaque desquamative, tellement superficielle, que la lésion paraît exclusivement épidermique. Au doigt, pas d'infiltration, la plaque a une teinte rosée, les plis cutanés y sont accentués et l'épiderme s'exfolie en lamelles minces que le grattage fait tomber.

Répartition des lésions. — Sur l'avant-bras gauche, sept ou huit plaques dont le diamètre varie de celui d'une pièce de deux francs, à celui d'une pièce de cinq francs. Beaucoup sont en voie de cicatrisation, à divers stades d'induration, d'affaissement. A la partie postérieure de l'avant-bras, cicatrices déjà anciennes, où toute infiltration a disparu.

Main tout à fait respectée. Sur le bras deux plaques antérieures, deux postérieures, de petit diamètre. et une à la face interne, plus grande, peu indurée. La main droite est saine. Deux grandes plaques sur l'avant-bras. Le bras droit est sain, et on ne voit de plaques, qu'à la région deltoïdienne, grande plaque irrégulière formée de deux plus petites réunies.

Tronc. — En avant ne se voit qu'une grande plaque de forme ovalaire et ayant huit à dix centimètres sur cinq. Sur le dos, une seule plaque entre l'omoplate droite et le rachis.

Membres inférieurs. — A la partie externe de la fesse gauche, un grand placard arrondi, en voie de cicatrisation au centre, avec éléments nouveaux à la périphérie. Plus bas, la partie moyenne et postérieure de la cuisse, est occupée par des cicatrices coalescentes, arrondies, chacune dépigmentée au centre, violacée à la périphérie, et encore indurée, et présentant encore des lésions de l'épiderme.

Jambe droite. — Plaques allongées à la face externe du mollet. A la jambe gauche, deux cicatrices anciennes.

Pieds. — Sains.

Rate. — Normale.

Ganglions. — Les régions axillaires, offrent des ganglions de petit volume, durs, roulant sous le doigt. Au-dessus de l'épitrochlée gauche, on en trouve un plus gros, et sur le trajet de la veine basilique, au milieu du bras, un ganglion plus gros qu'un haricot, mobile. Dans les régions inguinales, on trouve des ganglions de ce même volume, moins durs. Enfin il en existe un sous le maxillaire gauche.

Lesganglions se sont développés depuis le début de la maladie, mais seulement depuis que le mycosis s'est généralisé, et non dans les six premiers mois, ce qui tend à les faire rattacher aux ulcérations qui se sont produites sur les lésions cutanées.

Face. — Les lésions y changent de caractère, elles sont moins profondes, moins bien limitées. très modifiées il est vrai par les cautérisations au nitrate d'argent, qui sont exercées par le malade lui-même.

A l'angle interne de l'œil droit, descendant sur la face et la partie interne du nez, une plaque surtout épidermique, non-suintante en voie de réparation.

Quelques petits follicules sébacés suppurants ne semblent pas appartenir au mycosis. Le malade en offrait de semblables avant sa maladie.

Toute la lèvre supérieure offre une fine desquamation, qui leur donne une teinte blanche analogue à celle d'une trichophytie du cuir chevelu. Sur les bords, en dehors de l'insertion des poils de la moustache, on voit une teinte rosée, sans infiltration dermique au doigt.

La lèvre inférieure, offre des lésions semblables mais moins accusées ; à sa face interne, sur la muqueuse, on trouve des irrégularités formant une plaque surélevée, qui n'a plus de caractères, mais qui a été assez volumineuse, gênant le malade.

Les oreilles offrent à l'entrée du conduit surtout à droite, une légère rougeur avec des squames grasses.

Dans le cuir chevelu, il y a une petite plaque qui est en voie de cicatrisation.

Langue saine. — Gorge tout à fait normale. Nez, pas d'épistaxis ni de croûtes. Le malade a eu à la face interne de la sous-cloison une petite saillie disparue.

Cœur. — Le premier bruit est bref et martelé dans toute l'étendue de la région précordiale.

Pas de souffle anémique, pas de signes fonctionnels. Pointe. cinquième espace, pouls 82.

Poumons. — Rien.

Tube digestif. — Rien.

Système nerveux. — Rien.

Etat du malade, le 13 décembre 1893. — L'amélioration dans la santé générale augmente progressivement. L'appétit est devenu normal. Le sommeil est bon. Cet état de mieux est en rapport avec une modification générale des lésions cutanées. Les plaques mycosiques s'affaissent dans leur partie centrale. La peau y devient lisse, s'indure au doigt et se décolore, c'est un véritable processus de cicatrisation. Les plaques cicatrisées sont entourées par une bordure encore rouge et un peu surélevée, mais très étroite; quelquefois à ce niveau, l'épiderme est encore fendillé, quelquefois on voit là aussi un changement, les plis épidermiques s'atténuant tandis que la rougeur diminue.

Sur plusieurs plaques et d'une manière générale, les plus grandes on voit nettement non une, mais plusieurs cicatrices, indiquant qu'il y a eu à leur niveau des éléments distincts et qu'il ne s'est pas agi d'une lésion unique qui s'est agrandie en s'étalant. Ce détail est surtout visible sur une plaque située à la partie supéro externe de la cuisse gauche où existent de nombreux petits godets cicatriciels, juxtaposés, ayant chacun une bordure.

Topographie des lésions cutanées

Face. — Au niveau du visage, la modification des lésions est plus sensible que partout ailleurs : à la partie supérieure du nez, à droite, on trouve deux petites cicatrices plates, qui représentent une lésion beaucoup plus étendue. L'oreille droite est à peu près guérie presque sans cicatrices visibles. Au niveau des muqueuses également du nez et de la lèvre inférieure, les lésions se sont affaissées, laissant des traces légères.

Thorax. — Une grande plaque ovalaire située dans le sein gauche est tout à fait affaissée, elle offre encore une large bordure violacée mais plate aussi, un peu épaisse au palper, avec les traces d'une légère desquamation.

En arrière, on voit sur le bord interne de l'omoplate droite une plaque encore rouge, où l'épiderme est très fendillé avec des squames sèches, et où il n'y a aucune trace du changement qui s'est fait dans les éléments de la face et des membres.

Le reste du tronc, la région abdominale et lombaire ne présentent pas de lésions cutanées d'ordre mycosique.

Membres supérieurs. Bras droit. — Deux larges plaques en cicatrisation, voisines occupent la partie antérieure de la région deltoïdienne. Plus bas, sur le bord externe du bras, une cicatrice tout à fait décolorée et non indurée, rappelle une lésion encore récente qui est restée épidermique.

A la face antérieure de l'avant bras droit. — Aucune lésion.

A la face postérieure, deux plaques seulement, une vers le bord externe, l'autre sur le bord interne.

Bras gauche. — Ici, quelques plaques mycosiques, la plus grande triangulaire se trouve dans l'aisselle ; les trois autres, ayant les dimensions de pièces d'un franc se trouvent l'une en avant, deux en arrière près du coude. Sur l'avant-bras, lésions multiples à la face antérieure, formant quatre centres de développement ; deux plaques très-larges, irrégulières, sont constituées par des éléments isolés qui se cicatrisent, une autre est plus arrondie, plate, répond sans doute à une lésion unique. La dernière très dure, presque chéloïdienne, est très irrégulière, allongée.

En arrière trois plaques cicatricielles.

Mains saines.

Membres inférieurs. — La cuisse droite ne présente que deux plaques, l'une antérieure, l'autre postérieure, très affaissées, violacées, peu épaisses.

A la jambe droite, une plaque postérieure à peine plus grande qu'une pièce de 50 centimes.

A la cuisse gauche sur la face interne cicatrice superficielle, encore colorée, irrégulière. A la face externe, tout à fait en avant de la fesse, plaque quadrangulaire formée d'éléments multiples en cicatrisation.

En arrière, toute la partie moyenne de la cuisse, offre des cicatrices confluentes violacées, trace des lésions nombreuses qui se sont faites à ce niveau.

Sur la jambe, deux cicatrices arrondies, plates, rappelant des cicatrices syphilitiques, sauf la couleur violacée.

Les pieds sont respectés.

Depuis le début de sa maladie, le malade a eu des lésions passagères, comparables à des furoncles et qui sont très nombreuses en ce moment sur les bras surtout.

Elles sont peut-être de nature purement irritative, dues aux applications externes qui ont été faites (Vigo, nitrate d'argent etc). Elles sont un peu plus rouges que des furoncles ordinaires mais évoluent en quelques jours, donnent un très petit bourbillon central, et guérissent rapidement en laissant une desquamation.

Du reste, la nature de ces lésions sera prouvée par le traitement. On fera une ignipuncture centrale, suivie d'occlusion et on pourra s'assurer ainsi s'il s'agit de folliculites microbiennes, ou si elles sont en rapport avec le mycosis. Leur histologie sera également étudiée.

Examen histologique fait sur une lésion en évolution. — L'épiderme présente une hypertrophie considérable, et il envoie dans le derme de longs prolongements qui séparent des papilles élargies, allongées aussi. L'hypertrophie est dûe exclusivement au corps muqueux ; on trouve entre les cellules de Malpighi des cellules lymphatiques nombreuses, mais ne formant pas d'amas confluents, restant irrégulièrement disséminées.

Dans une coupe cependant, on voit les cellules du corps muqueux, aplaties, étirées, entraînées, parallèles les unes aux autres, et séparées par des files de cellules cubiques, semblables dans leur disposition, leur coloration et leur grandeur, aux cellules qui, dans le derme, forment le tissu mycosique.

Papilles. — Dans les papilles, toutes les fibres conjonctives, des parois vasculaires, sont très apparentes ; les vaisseaux sont larges, du reste sans lésion de leur revêtement endothélial ni de leur paroi. La plupart des papilles contiennent peu de cellules nouvelles, en dehors des cellules conjonctives et vasculaires normales, qui se reconnaissent à leur forme longue, à leur protoplasma, souvent granuleux, à leur gros noyau. Parfois on voi des éléments plus petits à protoplasma rare, qui infiltrent le tissu papillaire, tantôt isolés, tantôt rangés en série. Par le pinceautage, on ne décèle pas de réticulum dans les papilles, on met seulement en évidence, les fibres épaisses normales.

Il en est autrement dans certaines papilles plus tuméfiées, où l'infiltration cellulaire est considérable, et où on peut, entre les éléments, voir un réseau ténu ; mais le tissu nouveau ressemble à celui qu'on trouve sous les papilles : nous le décrirons à propos de la couche sous-papillaire.

Couche sous-papillaire. — Ici, l'infiltration devient fort abondante, on trouve des amas cellulaires qui pénètrent profondément, entre les faisceaux conjonctifs et sous les papilles venant au contact les uns des autres.

Ces amas sont constitués par des cellules petites, souvent cubiques ou polygonales par pression réciproque, avec peu de protoplasma, et un noyau très colorable, arrondi ou légèrement bosselé. En beaucoup de points, elles s'orientent en traînées et alors seulement on voit un réticulum à fibres minces, droites, anastomosées à angles très aigus. Mais, ce réticulum est difficile à mettre en évidence ; quand on a pinceauté le tissu, on fait tomber quelques cellules, et on voit des filaments isolés, mais jamais les cellules ne tombent facilement ; il faut presque dilacérer le tissu pour les faire tomber, et par macération dans l'eau, on constate aussi que leur adhérence est très forte.

Les vaisseaux sont dilatés, les glandes sudoripares dissociées on ne trouve plus traces de glandes sébacées.

Exploration nutritive. Exhalation pulmonaire de CO^2. Le 22 novembre, son taux est de 24 grammes par heure, le 24 de 21 gr. le 25 (gazomètre), de 24 gr. 60, le 27, de 27 gr. 30, le 30 de 29 gr. 52 ; le 4 décembre de 23 gr. 52 ; la moyenne est de 24 gr. 98.

Le malade pesant 62 kilos 500, nous aurons 0 gr. 39 CO^2 par kilogr. et par heure.

Il élimine par 24 heures le 28 novembre, 49 grammes 10

d'urée, le 29, 51 gr. 80, le 1er décembre 16 gr. 4, le 2, 37 gr. 12 (moyenne de 4 jours), 38 gr. 64 ou 0 gr. 61 d'urée par kilogr. en 24 heures. Le 3 décembre 33 gr. 29. Le 4, 37 gr. 99 ; le 5, 28 gr. 78 ; le 10, 36 gr. 12 ; le 11, 40 gr. 58 ; le 12, 28 gr. 10. La moyenne est de 33 gr. 14, ou 0 gr. 54 par kilogr. en 24 heures, c'est-à-dire un chiffre un peu supérieur à la normale.

L'élimination de l'acide phosphorique, anhydre est de 2 gr. 57 le 28 novembre, et de 2 gr. 42 le jour suivant.

L'urée du sang est de 0 gr. 038 milligr. pour cent (vide à 35°) c'est-à-dire une moyenne forte. Il en est de même pour la glycérine ; nous avons trouvé 0 gr. 086 pour 100 de glucose dans le sang (vide à 35°) ; hématies, 5,250,000, leucocytes 11,800.

Observation XVII

Mycosis fongoïde d'emblée avec lésions aiguës multiformes. — Besnier et Hallopeau (1).

Sch.... 34 ans, employé de commerce, entre le 20 mai 1897. Pavillon Gabrielle.

Constitution moyenne. Pas d'antécédents héréditaires.

Antécédents personnels. Fièvre typhoïde légère à 22 ans. Douleurs rhumatoïdes musculaires, lombaires. Pas d'éruption.

Début. Le 2 mai 1897, par une nodosité rouge suintante, faisant saillie au niveau de la commissure labiale gauche. Deux jours après, le malade s'est rasé et toute la joue gauche fût envahie. Le 1er juin le visage et le cou sont entièrement envahis. La ligne de démarcation entre le cou et les épaules n'est pas nette ; on y peut suivre les progrès de la lésion. Au début, on voit une pustulette reposant sur une base érythémateuse indurée. Puis, par la confluence de ces éléments, se forment des placards qui ont les uns les dimensions d'une lentille ou d'un haricot, les autres un diamètre de 2 à 5 centimè-

(1) V. F. D. Page 743.

tres. D'autres lésions sont confluentes, et forment des placards très étendus à la partie inférieure et antérieure du cou le malade portait depuis sa naissance un nævus que la lésion a envahi et qui a considérablement augmenté de volume.

Prurit intense. Pas d'adénopathie.—A la partie antérieure du thorax, éruptions présentant les caractères de l'eczéma séborrhéique.

Le 19 juin, la plaque confluente du cou descend au-dessous du nævus sur une hauteur de 15 millimètres. Toute cette surface est d'un rouge vif, excoriée et secrète un liquide séro-purulent, elle fait sur les parties saines, une saillie de 5 à 6 millimètres, on y observe des saillies miliaires, de coloration plus foncée qui semblent correspondre à des orifices glandulaires. Cette plaque se continue en haut par des végétations sycosiformes qui occupent la partie supérieure du cou et inférieure de la face.

Le 6 juillet, apparition d'un ganglion très tuméfié dans la région sterno-mastoïdienne droite.

Biopsie par M. Leredde. — Fixation par le sublimé et le bichromate de Mayer et par l'alcool à 90°.

Les lésions essentielles portent sur le corps papillaire, qui est œdématié, hyperthrophié et refoule le derme profond. On y trouve une infiltration abondante de cellules surtout au niveau du réseau sanguin sous papillaire. Parfois, on trouve autour des artérioles épaissies, un tissu œdématié, bien limité, qui leur constitue une aréole claire, où il est rare d'observer des cellules.

Les veines sont dilatées et sont le lieu d'élection des amas cellulaires.

Le corps papillaire offre un très grand nombre de fibres élastiques colorables par la thionine, comme dans la peau sénile ; or, la malade n'a que 34 ans.

A un fort grossissement, on voit que les amas péri et para vasculaires sont constitués en majeure partie de plasmazellen très volumineuses. Elles ont parfois deux noyaux. On y trouve aussi des cellules fixes, quelquefois en voie de karyokinèse.

Dans les points où l'infiltration cellulaire est serrée, on constate l'existence d'un réticulum:

Dans les-papilles, on trouve des plasmazellen isolées et de nombreuses cellules fixes

Peu de mastzellen.

Dans les amas périvasculaire, on rencontre beaucoup de cellules éosinophiles. Dans les papilles, on en voit peu, il existe surtout des vrais polynucléaires.

Les lésions de l'épiderme sont très accusées mais banales.

En parcourant les coupes colorées par le carmin et la méthode de Gram, on rencontre dans le derme des cocci, quelques-uns en chaînettes. Il est difficile d'en déterminer le rôle dans les lésions, mais il est certain que celles-ci, du moins les essentielles, ne leur sont pas dûes.

Sang. — Globules blancs 6.600 par millimètre cube.

Le chiffre des lymphocytes et des mononucléaires est normal 33 °/₀.

Le chiffre des polynucléaires est inférieur 56 °/₀.

Il y a une éosinophilie marquée 11 °/₀.

Discussion. — Le diagnostic eczéma doit être rejeté, on ne constate ni vésicules, ni altérations fongoïdes ; le suintement est dû à l'œdème du derme.

La présence de plasmazellen, mêlée à des cellules fixes en état de division, les altérations vasculaires et le réticulum appartiennent au mycosis. L'éosinophilie est anormale dans les altérations mycosiques.

Conclusions. — 1° Le mycosis fongoïde peut se présenter sous l'aspect de vastes surfaces excoriées, offrant les caractères de l'eczéma végétant ; la biopsie seule peut alors faire le diagnostic ;

2° Il peut revêtir l'aspect sycosiforme ;

3° Les adénopathies peuvent être inappréciables ;

4° Les nodules peuvent circonscrire des cercles au niveau desquels la peau est saine. Ils peuvent être intradermiques ;

6° Leur présence ainsi que la tuméfaction des naevi, peuvent conduire au diagnostic.

Observation XVIII

Erythrodermie mycosique. Aspect léonin de la face. Prurit sans prurigo. Athrepsie. Mort (1).

La maladie de C. C... a débuté en octobre 1888 par une série de nodosités prises par le médecin traitant pour des furoncles ou des anthrax, mais qui lorsqu'elles s'ouvraient donnaient issue, pour la plupart, à un liquide clair et légèrement collant et non à du pus. Le malade éprouva ensuite de violentes démangeaisons, sa peau devint le siège d'une éruption rouge qui bientôt en occupa toute la surface. Au premier examen, on constate une rougeur universelle, violacée par places et une desquamation généralisée sans squames agglomérées ; il existe des fissures prononcées surtout aux doigts et aux mains ; la peau est partout infiltrée et épaissie ; elle est en même temps plissée et devenue trop large pour les parties sous-jacentes ; on voit sur les oreilles, de petites croûtes recouvrant les fissures ; les cheveux et les poils tombent ; on compte 18 nodosités furonculoïdes et en outre au sacrum une tumeur saillante en forme de macaron.

La tuméfaction de la face et l'exagération de ses plis donnent un aspect léontiasique particulier, il en résulte que ce malade offre une ressemblance frappante avec le masque chromographique du cas de lymphodermie pernicieuse représenté par Kaposi. Le prurit est intense ; il n'y pas de lésions de prurigo. Le malade s'athrepsie rapidement, est atteint d'une diarrhée incoercible et succombe en juin 1899.

(1) Communiquée par M. E. Besnier à la réunion clinique de l'hôpital Saint-Louis, le 28 mars 1889 et résumée dans les Annales de Dermatologie et symphiligraphie. Année 1892. Page 987.

Observation XIX

Coexistence chez un même individu de leucémie et de mycosis fongoïde, formant ensemble le symdrôme clinique de la lymphodermie pernicieuse de Kaposi.

Janvier 1896. — Homme de 63 ans.

Début en 1892, par rougeur, prurit, suintement du scrotum. Extension aux parties voisines, puis généralisation.

A l'entrée du malade : rougeur généralisée de la peau, desquamation, épaississement et infiltration de la peau, prurit, adénopathies multiples. Le diagnostic de M. Dranlos, hésitait entre : érythrodermie prémicosique et dermatite exfoliante.

Novembre 1896. — La maladie s'est modifiée. La rougeur se fonce et s'accompagne d'une pigmentation qui par places est violet bronzé. Suintemént général de la peau, épaississement du derme, nodules intra-dermiques mal limités et indolents.

Examen histologique fait par M. Leredde (1) en janvier 1896.

Epiderme. — Amincissement des régions sus papillaires. Disparition du stratum ; granulosum, conservation des noyaux de la couche cornée (parakératose).

Derme. — Amas cellulaires autour des vaisseaux. Réticulum. Plasmazellen dans les cellules des amas. Abondantes mastzellen. Prolifération des cellules vasculaires. Présence dans le corps papillaire de cellules pigmentées. Eosi nophiles nombreux dans les amas péri-vasculaires.

En somme à ces deux derniers caractères près, les lésions cutanées sont celles du mycosis.

Second examen histologique fait en novembre 1896.

Epiderme. — Les lésions sont les mêmes que précédemment, sauf la disparition des noyaux dans la couche cornée.

Derme. — Œdème intense, dilatation des vaisseaux, dissociation réticulée du tissu conjonctif. Ici l'infiltration cellulaire

(1) Leredde et Weil. Etude histologique de trois cas de mycosis fongoïde terminés par la mort. In *Archives de Méd. Expér.*, 1898

est confluente. Elle est formée par des plasmazellen en grande majorité, mêlées de cellules conjonctives et d'éosinophiles en nombre modéré ; en outre, il existe des polynucléaires. Dans la région sous-papillaire, il existe des granulations et des cellules pigmentaires en grand nombre.

Mastzellen abondantes, surtout en dehors des amas.

Prolifération des cellules endothéliales des vaisseaux. En résumé, mêmes lésions que dans le mycosis fongoïde.

Les anomalies que l'on rencontre — pigmentation, éosinophiles, polynucléaires — s'expliquent, par l'existence de lésions sanguines, qui sont les suivantes :

Globules blancs. En janvier 17.125
— En novembre 111.500

Mais ce qui est encore plus important, ce qui définit la leucémie d'une façon absolue, c'est la modification du rapport normal, des formes leucocytiques du sang entre elles, tel que l'a établi Ehrlich.

	Janvier	Novembre	
Polynucléaires	27	31	au lieu de 65
Eosinophiles	23	37	— — 1-2
Mono nucléaires et lymphocites	50	32	— — 34

Observation XX

Mycosis fongoïde, érythrodermie prémycosique guérie ; peau normale, diagnostic histologique (1).

Début de la maladie 1893. Phase érythrodermique courte ; puis les lésions se localisent aux membres inférieurs sous forme de tumeurs confluentes qui disparurent en 1894. A microscope elles offraient tous les caractères histologiques du mycosis, avec une légère tendance aux hémorrhagies dans les papilles.

Depuis cinq ou six mois, le malade a de l'urticaire, les elements apparaissent la nuit et diminuent dans la matinée. L'af-

(1) S-F. D. 14 mars 1895. page 206 (Leredde).

fection est rebelle à tout traitement. Depuis quelques semaines les saillies urticariennes tendent à persister ; quelques-unes sont dures et grosses, et sans doute, il s'agit d'une nouvelle poussée de mycosis. La peau est à peu près saine, elle est seulement épaissie en certains endroits, les plis sont un peu exagérés, mais si l'on ne connaissait pas les antécédents du malade, on ne pourrait pas reconnaître une maladie de peau à ces caractères.

Au microscope au contraire, on trouve des altérations considérables.

Le tissu conjonctif est très altéré, on y trouve des faisceaux minces qui fixent les couleurs basiques d'aniline. Les faisceaux du réseau sous-papillaire sont engaînés de plusieurs couches de cellules migratrices. Entre les faisceaux conjonctifs du derme, surtout dans ses parties profondes, on trouve des gouttelettes graisseuses de toutes les dimensions, les unes très grosses, les autres très fines. La nutrition normale de l'épiderme est modifiée : la couche cornée ne se colore pas par l'acide osmique.

Mais le fait le plus caractéristique est la présence de mastzellen en très grand nombre. Les fragments enlevés, l'un au bras l'autre à la jambe, sont caractéristiques à cet égard. Ceci prouve encore une fois l'importance qu'il faut attribuer à la présence de Matszellen, pour le diagnostic du mycosis fongoïde. En effet, le malade qui fait l'objet de cette observation, ne présentait cliniquement aucun des signes objectifs d'une altération quelconque de la peau, et à plus forte raison d'un mycosis.

Mais dès son début, cette affection s'accompagne de lésions histologiques typiques ; ces lésions persistent même lorsque les symptômes éruptifs ont disparu.

Observation XXI

Un cas de sarcome alvéolaire pigmenté à cellules épithélioïdes, simulant le mycosis fongoïde d'emblée.

Le patient est âgé de 27 ans, il exerça le métier de débardeur plus tard celui de menuisier. Vigoureux, bien conformé, il n'aurait jamais été malade. Son père, tisserand est âgé de 53 ans et jouit d'une bonne santé.

La mère est morte subitement à 46 ans. Le malade qui fait l'objet de cette étude, est le premier né de 7 enfants, dont deux sont morts en bas âge ; les frères et sœurs survivants sont sains.

Vers l'âge de 22 ans, le malade a observé sur la peau de la région de l'omoplate droite une excroissance de un centimètre et demi environ de largeur, non ulcérée, noirâtre, attachée à la peau saine par un pédoncule plus étroit. Cette verrue comme l'appelle le malade, se serait développée sur la base d'une tache noirâtre congénitale (nævus melas) elle aurait fréquemment saigné à la suite d'excoriations dues au port de fardeaux.

En 1894, le malade fut engagé dans la légion étrangère des Indes Néerlandaises. La petite tumeur qu'il portait fut excisée à Aerdewyck (Hollande) en juin de la même année, et il partit guéri dans le courant du mois d'octobre.

Six mois plus tard, à Solatéga, le malade observa, à l'endroit opéré l'extension d'une tache noirâtre aplatie, légèrement surélevée sur la peau environnante, elle mesurait environ 7 centimètres de diamètre.

Sur ce fond se formèrent deux excroissances pareilles à celle qui fut extirpée à Aerdewyck. On les enleva au thermocautère.

Malgré cela la tache augmenta de dimensions et cinq verrues nouvellement produites furent cautérisées à l'acide nitrique fumant.

Le 20 novembre 1897, l'ensemble de la masse néoplasique qui avait atteint de 8 à 10 centimètres de diamètre fut extirpé à Semarang par le Dr Welkers. On laissa bourgeonner la plaie qui ne fut fermée qu'en avril 1898 et laissa après elle une large cicatrice rayonnée.

Peu de jours après cette dernière opération, fut excisée une tumeur du cou, qui, située à gauche au-dessous et en arrière de l'apophyse mastoïde avait les dimensions d'un pois. Il existe à cet endroit, une cicatrice cheloïde que le malade attribue à l'arrachement de la croûte qui s'était formée sur la plaie opératoire. Cette tumeur aurait été noire, bleu noirâtre comme de l'encre.

Entre temps le malade eut à la verge une ulcération non indurée qui guérit après neuf jours. De plus, avant l'opération, peut-être avant son affection des organes génitaux, le malade a senti se développer à la cuisse droite, du côté interne et au tiers inférieur, un nodule indolore, situé sous la peau, indépendant de celle-ci, atteignant rapidement le volume d'une chataigne. Le malade l'attribue aux fatigues causées par l'équitation.

Après l'opération de la tumeur du scapulum, il constata lors de la levée du pansement, un engorgement ganglionnaire, dans le creux axillaire droit. Puis de petits nodules durs, de un demi-centimètre, se développèrent dans le derme cutané du thorax.

Ils étaient mobiles sur les tissus sous-jacents et parmi eux, les uns percèrent ; d'autres, après quelques mois d'évolution, se résorbèrent, laissant après eux un petit point dur au toucher; il y en eut enfin qui disparurent complètement, montrant la place où ils s'étaient développés par une petite tache pigmentaire brune ou bleu ardoise.

Rentré en Belgique depuis février 1897, le malade constata en juin 1893, le développement de deux nodules cutanés plus volumineux que ceux de même nature qui les avaient précédés sur le thorax. C'étaient des tumeurs circulaires saillantes sur un fond assez large, chroniquement enflammé. De ces tumeurs, l'une est située à la région du bord externe de l'omoplate droite, l'autre à la région bicipitale du bras droit.

Le malade se présente à l'hôpital le 26 décembre 1898. Grand et bien musclé quoiqu'il dise avoir beaucoup maigri dans les derniers temps, son teint est pâle, cachectique. Cependant l'appétit est encore bon, et toutes les fonctions sont normales.

A la région sous maxillaire droite, existe une tumeur du volume d'un œuf de poule, sous cutanée, se mouvant dans tous les sens, sans attaches aux muscles, ni au périoste du maxillaire. La tumeur aurait débuté à cet endroit il y a 5 mois. Immédiatement au devant d'elle, se trouve une tumeur plus petite, de la grosseur d'une bille.

Sous le chef postérieur du sterno-cléïdo mastoïdien, à droite et vers le milieu de sa hauteur s'observe une tumeur de la forme, et du volume d'un œuf de pigeon ; au-dessous une tumeur plus petite.

A la région mastoïdienne droite, la chéloïde déjà mentionnée En outre, sous la peau du cou, des gros et nombreux ganglions compriment les veines, et déterminent la cyanose de la face.

Sur le bras droit à la région bicipitale, la tumeur qui y a fait son apparition 6 mois auparavant, a acquis les dimensions de 4 centimètres sur 3 1/2, elle a l'aspect d'un macaron, est circulaire, et fait sur la peau une saillie de 1/2 centimètre. Les bords d'un rouge bleuâtre, sont arrondis et se replient vers l'intérieur pour aller se fondre en son cratère, plus bas à ses pourtours qu'à son centre. Ce cratère offre des aspects variables, tantôt il est sec, luisant, recouvert d'une croûte mince jaunâtre ; reposant sur un fond rouge ; tantôt il est ouvert, ulcéré, à la façon d'un fruit mûr déhiscent.

La tumeur ulcérée laisse suinter un liquide louche, elle saigne fort rarement et fort peu.

Au-dessous d'elle se trouvent 3 tumeurs, satellites notablement plus petites, également rouges mais non ulcérées ; elles sont, par leurs bords, plus ou moins fondues entre elles et avec la tumeur principale.

La tumeur qui se trouve sur la peau de la région externe du scapulum à droite présente les mêmes caractères que ceux donnés par la tumeur du bras. Ces tumeurs sont dures, mobiles avec la peau sur les tissus sous-jacent, elles sont indolores et ne gênent guère que par leur présence.

Cependant, dans le creux axillaire correspondant existent de nombreux ganglions engorgés. A gauche au contraire pas d'adénopathie, mais aussi pas de nodules dans cette région. Sur le bras droit encore, au niveau du tiers inférieur du muscle biceps, et au devant de lui, existe un nodule dans la profondeur de la peau.

De semblables tumeurs existent au nombre de 4 ou 5 sur la poitrine, De celles-ci, il y en a une du volume d'une noisette, qui siège dans le derme de la peau sous le mamelon gauche ; une autre de même volume, et d'aspect analogue, se trouve dans la région du flanc droit.

Au devant de la poitrine, le malade présente encore une petite verrue, légèrement pigmentée, au-dessus de la clavicule gauche. Il dit en avoir eu souvent dans le cou, et les avoir liées au fil ; celles de la figure auraient été emportées par le rasoir.

Sur la clavicule gauche existe une tache pigmentaire, bleue, de un centimètre de diamètre. C'est, au dire du patient, la trace d'un nodule un peu plus large, rougeâtre qui se serait développé à ce niveau il y a 8 mois et se serait totalement résorbé.

Sur le dos, s'observe la large cicatrice de la région du scapulum.

Aux membres inférieurs, existe du côté droit dans le triangle de Scarpa et plus bas jusqu'à mi-cuisse une pléïade ganglionnaire

En outre à mi-cuisse, une tumeur sous-dermique, et du côté interne, une tumeur plus grande située sous l'aponévrose.

A la jambe, au milieu de la hauteur du mollet, est une tumeur située en profondeur, sous les jumeaux.

Elle n'existe là que depuis trois semaines, mais grandit rapidement et détermine l'insomnie par l'intensité et la persistance de la douleur.

Dans le pli de l'aine, à gauche s'observent quelques ganglions mais ils sont d'importance moindre que leurs correspondants de droite ; il est à remarquer que le membre de ce côté n'offre aucune tumeur.

Signalons encore, disséminés sur la région externe du bras droit et sur les jambes, quelques petites plaques de psoriasis guttata. Ces plaques existent depuis plus de quinze ans.

Pas de démangeaisons avant l'apparition des tumeurs, elles sont fortes au contraire depuis qu'elles sont écloses et siègent particulièrement au niveau de ces nouvelles productions.

Au moment de son entrée à l'hôpital, le malade avait le foie de dimensions normales, la rate semblait légèrement augmentée hauteur 6 cent. 1/2 et 7 centimètres.

Les urines renfermaient une très petite quantité d'albumine (albuminurie très passagère) elles étaient foncées surtout le matin, et l'addition d'eau bromée, conférait au liquide une coloration d'un brun presque noir. L'examen du sang, pris par piqûre au doigt, n'a décelé aucune lésion de ce liquide ; les globules rouges et blancs s'y trouvaient en nombre et en proportion normaux.

Le malade est resté en traitement à l'hôpital jusqu'au 15 mars 1899, date à laquelle il a succombé.

Il fut soumis d'abord au traitement, par les injections arsénicales ; puis, pendant un long temps, à l'action de l'iodure de potassium ; malgré cela la maladie a évolué rapidement ; le nodule ulcéré du scapulum, a diminué, l'autre au contraire, a continué son évolution progressive.

L'engorgement ganglionnaire du cou a augmenté surtout à droite, sans qu'il y ait de lésions à la peau de cette région.

De nouvelles tumeurs se sont produites dans l'épaisseur de la peau du tronc ; elles débutent par un petit nodule dur, dans le derme ; l'épiderme qui le recouvre, est d'abord absolument incolore, puis, quand le nodule grandit, et atteint les dimensions d'une noisette, la surface externe se pigmente prend une couleur lie de vin foncée. Autour de la tumeur existe une auréole de même couleur.

Des nodules de même nature sont survenus au niveau des tiers supérieur et du tiers inférieur de la face antérieure du bras gauche ; à la région fessière droite ; au niveau de la crête iliaque et de l'insertion du muscle carré lombaire à cette dernière. Il y en a deux au-dessous du grand trochanter et un au niveau de la tubérosité ischiatique.

Le développement de nouveaux ganglions aux membres inférieurs, détermine de grandes douleurs dans les domaines des branches nerveuses qu'ils compriment.

Les douleurs, l'insomnie, l'inappétence, la diarrhée et les poussées fébriles le soir, ont établi la cachexie chez le malade.

Le 23 février le docteur Colson extirpa au patient trois tumeurs que j'ai pu récolter et fixer en vue de l'étude histopathologique. Ce sont : la tumeur ulcérée du bras, la tumeur du flanc, et celle de la jambe. Cette dernière était située en profondeur, développée dans les cloisons intra-musculaires du muscle soléaire.

La plaie opératoire guérit rapidement au flanc, mais à la jambe et au bras s'établirent des suppurations intenses, et de nombreux furoncles se montrèrent dans leur voisinage. Il en est résulté un état général septique ; les germes en circulation ont déterminé chez le malade une pleurésie intense qui a causé la mort.

Autopsie. — Le malade étant mort à l'hôpital le 14 mars 1899, son autopsie fut réclamée par le chef de service et pratiquée par M. le professeur Van Duyse.

Inspection. — Le sujet présentait toutes les lésions qui ont été décrites dans le paragraphe précédent.

Parmi elles, seule la tumeur située à droite, en arrière du sterno-cléïdo mastoïdien, était diminuée d'un tiers.

Autopsie du crâne et examen de l'encéphale. — Lors de la section transversale de la peau et du décollement des muscles temporaux, on pouvait observer dens ces derniers des petites tumeurs, ovalaires de la grosseur d'un pois, foncées, d'un brun noir, au nombre de quatre à cinq dans chacun de ces muscles.

L'ablation de la calotte crânienne, suivie de l'incision de la dure-mère, n'offrit rien de particulier. Au contraire, dans l'arachnoïde, existait à droite une tumeur noire, ovalaire, de un cent. et demi de diamètre, pénétrant dans l'écorce cérébrale, à la limite du lobe temporal et du lobe sphénoïdal.

Dans la circonvolution pariétale inférieure, un nodule noir du volume d'une tête d'épingle.

A gauche existaient plusieurs nodules de même dimension dans les lobes frontal et occipital.

Il y avait un semis de nodules noirs de 1 millimètre dans

l'épendyme du pédoncule gauche inférieur du corps calleux ; un œdème de la toile choroïdienne.

Quant au cervelet et à la substance cérébrale, ils étaient exempts de lésions.

Examen des cavités thoracique et abdominale. — Dans la cavité abdominale, un peu d'ascite, le liquide était louche, il y nageait quelques flocons fibrineux ; quelques flocons s'observaient à la surface du foie.

La séparation des parties molles d'avec la paroi thoracique mit à nu des tumeurs dans le cinquième espace intercostal et plusieurs taches dans le petit pectoral.

Cœur. — Dans la partie antérieure du péricarde existaient des nodules noirs de 1 centimètre de diamètre, un nodule de même diamètre occupait la cloison inter-auriculaire.

L'ouverture du cœur droit permit de constater, dans la paroi musculaire, l'existence de nodules multilobulés, dont l'ensemble formait une masse grosse comme une chataigne. Enfin la paroi de ventricule gauche, montrait un semis de petits points noirs, et un nodule de 1 demi centimètre, moins foncé que les autres.

Plèvre et poumons. — La cavité thoracique ouverte fit constater l'existence à droite, d'un liquide pleurétique séro-fibrino, purulent très abondant 1, 500 à 2,000 centimètres cubes, déterminant de l'atélectasie pulmonaire.

Sur toute la surface du poumon droit, il y avait des taches analogues à celles rencontrées dans les méninges.

A gauche, une légère pleurésie. La base du poumon gauche renfermait de petits nodules aplatis de 3 à 4 millimètres d'épaisseur ; d'autres avaient les dimensions d'un grain de chènevis.

Autopsie de la cavité abdominale. A l'ouverture, on constatait une légère péritonite, probablement produite par l'extension de la pleurésie.

La rate, très volumineuse, avait les dimensions suivantes : Diamètre vertical 17 centimètres, diamètre transversal 11 centimètres. Epaisseur 5 cent. 5. Au hile de l'organe, une tumeur noire du volume d'une cerise. Il y avait un infarctus en forme de deux cônes accolés, et en-desssous un infarctus anémique.

Le rein gauche fut enlevé avec sa capsule, celle-ci était fortement envahie par un néoplasme noirâtre. Le rein lui-même paraissait simplement statique, sans néphrite parenchymateuse ou interstitielle. Les dimensions qui se rapportaient à cet organe (hauteur 12 centimètres, diamètre transversal 6 cent. 5. Epaisseur 4 cent. 5) dénotent une légère augmentation.

Les constatations furent identiques pour le rein droit et la capsule de ce côté.

L'estomac présentait des tumeurs jeunes sur la muqueuse dans le voisinage de la grande courbure. Elles n'étaient que faiblement pigmentées.

Le foie volumineux n'offrait pas de dégénérescence. Trois petites tumeurs s'observaient dans la capsule de Glisson et sous cette capsule. Dans le parenchyme, à peine çà et là une petite tumeur.

Le pancréas était également entrepris. Il y avait un ganglion mésentérique ayant les dimensions d'une pomme et une couleur de poix.

Un grand nombre de petites tumeurs (50 à 60) se trouvaient dispersées dans le mésocolon.

A droite, à mi-cuisse, face interne, existait une tumeur mélanique mesurant 3 cent. sur 3.

Les ganglions du pli de l'aine sont envahis par le néoplasme ; mais leur couleur, quoique foncée, est cependant moins intense que celle des tumeurs développées dans les viscères.

Rien à l'œil.

Sous le maxillaire droit (branche horizontale), se trouvait une tumeur qui avait crû rapidement en volume. Il y avait en outre à la peau du cou, un nodule, gros comme une noisette, et totalement blanc. Glandes sous-maxillaires et ganglions du cou étaient très envahis. Enfin un nodule de 7 mm. sur quare, s'observait à la base des cordes vocales, partie postérieure.

Etude histologique. — L'examen histologique du cas, a porté sur les trois tumeurs enlevées au malade, lors de l'intervention chirurgicale ; ce sont : la tumeur ulcérée du bras, la tumeur du flanc, et celle du muscle soléaire.

J'ai également utilisé dans ce but, le ganglion mésentérique enlevé au moment de l'autopsie.

Ces matériaux ont été fixés par fragments, par l'alcool absolu, liquide de Flemming, le sublimé et la formaline ; ils ont subi ensuite les manipulations histologiques d'usage, pour être débités en coupes sériées et étudiées au microscope. Il ressort de cette étude, cette donnée générale que ces productions néoplasiques, quelque soit l'endroit où elles se sont développées, présentent la même structure histologique. Il me suffira donc de décrire l'aspect d'une de ces tumeurs, celle du flanc, par exemple, que je choisis comme étant la plus complète et la plus intéressante.

La tumeur est développée surtout dans le sous-derme, mais s'étend aussi dans le derme, envahissant même les papilles dermiques. Celles-ci refoulant le réseau muqueux de Malpighi, l'incisent profondément.

Dès l'abord, on est frappé par l'aspect nettement alvéolaire de la tumeur. Elle est constituée de cellules volumineuses bien délimitées et d'un stroma conjonctif formant des mailles enserrant les cellules ; dans le stroma courent les vaisseaux, et les plus fines des mailles sont formées par des capillaires sanguins.

Les cellules néoplasiques sont serrées les unes contre les autres, et acquièrent par cette compression réciproque un caractère épithélioïde. Leur protoplasma est finement granuleux et leur noyau arrondi ou ovalaire présente un reticulum fortement chromatique. Quelques-unes renferment un gros nucléole.

Peu ou pas de karyokinèses dans ces cellules. Ça et là, disséminés dans l'étendue du néoplasme, mais surtout en profondeur, dans le sous-derme, se rencontrent des points de prolifération cellulaire intense, s'opérant par voie mitosique Ces cellules sont notablement plus petites que les cellules environnantes, et leur noyau est très avide de matière colorante.

Dans les mailles du réseau délimitant les alvéoles, particulièrement dans le centre de la tumeur, on observe dans les cellules néoplasiques des phénomènes de dégénérescence très active.

Le protoplasme, de granuleux, devient finement vacuolaire, puis il prend une disposition radiée.

Des vacuoles plus grandes se forment pendant que la cellule gonfle, que le noyau devient granuleux et moins colorable ; bientôt après on assiste à la fusion des vacuoles, en une vacuole unique, grande qui refoule le noyau et ce qui reste du protoplasme à la périphérie de la cellule. Enfin, comme dernier stade de cette hydropisie cellulaire, on ne retrouve plus que sa membrane limite qui, entourant d'abord une grosse vésicule claire finit par s'affaisser et se résorber à son tour.

On était en droit de se demander si les vacuoles en question ne renfermaient pas du glycogène, mais je n'ai pas réussi à mettre ce produit en évidence même par l'action prolongée de la glycérine iodée sur des coupes faites dans des fragments fixés à l'alcool absolu, et qui à aucun moment n'avaient passé par l'eau.

Comme je l'ai dit dans les lignes précédentes, ces phénomènes de dégénérescence hydropique de cellules s'observent surtout au centre de la tumeur, mais encore en d'autres points. Examinant les choses de près on remarque que cette particularité se rencontre dans les alvéoles dont les travées conjonctives ou les capillaires limites ont subi des transformations. Disons déjà qu'elle est le résultat d'un trouble circulatoire.

A la périphérie de la tumeur le stroma conjonctif est très riche en vaisseaux, et des capillaires très fins sillonnent et divisent le néoplasme en tous sens

Mais au centre surtout, et par places, on voit s'établir des thromboses avec affaissement des vaisseaux surtout des capillaires. Ceux-ci, ou bien se transforment en tissu fibreux ou bien subissent la dégénérescence hyaline.

En certains endroits encore les capillaires sont perméables et on y trouve les globules rouges plus ou moins altérés ; en d'autres, ils sont vides et sur un point de leur trajet, la paroi s'est rompue laissant échapper les globules entre les cellules.

La plupart de ces globules se résorbent sur place et abandonnent au stroma leur hémoglobine qui se transforme en hématoïdine; d'autres sont absorbés par les cellules néoplasiques par des phénomènes de vraie phagocytose dont j'ai pu observer les étapes successives sur mes coupes.

On voit la cellule se creuser en un point, entourer le globule rouge et celui-ci être totalement englobé.

Une seule cellule peut ainsi capter un grand nombre de globules rouges qui sont digérés dans la cellule.

Ces cellules se présentent alors avec un aspect plus foncé, elles renferment dans leur protoplasme des masses amorphes brunes. On trouve dans ces mêmes cellules, un pigment très noir. Il se présente sous forme de granulations noires, amorphes se réunissant en boules. Elles sont insolubles dans l'eau, l'alcool, l'éther, le xylol et ne renfermant pas de fer. Le pigment est le pigment autochtone des mélanosarcomes.

On en trouve très rarement dans les tumeurs de la peau, mais il est très abondant dans celles développées dans les viscères et les ganglions.

En effet, dans la tumeur qui a envahi le ganglion mésentérique, toutes les cellules qui entrent dans la constitution du néoplasme, sont tellement bourrées de pigment autochtone, qu'on peut à peine retrouver quelques détails dans leur structure. Il est à remarquer de plus, que dans le ganglion mésentérique, comme aussi dans les ganglions tuméfiés qui ont été relevés lors de l'autopsie, il ne reste pas trace de la structure lymphoïde de ces organes, elle a été remplacée par le néoplasme à structure alvéolaire.

L'extension des tumeurs de la peau se fait dans le sous

derme, et elle se fait d'une façon active en refoulant les tissus environnants. Ceux-ci se condensent à la phériphérie et forment autour du néoplasme une capsule fibreuse épaisse.

La partie ulcérée de la tumeur du bras pouvait être intéressante au point de vue des micro-organismes qu'on pouvait y rencontrer.

Aussi ai-je appliqué la méthode de coloration de Gram à plusieurs coupes de portions de tumeur fixées au sublimé et à l'alcool fort. J'ai ainsi put mettre en évidence, à la surface dénudée du derme, de nombreux straphylocoques et quelques streptocoques. Mais pas un seul de ces micro-organismes, ne pénétrait en profondeur entre les éléments ; il n'y en avait pas davantage dans les voies lymphatiques.

Observation XXII

Carless (1), présente un cas de mycosis fongoïde chez une femme de 57 ans. Elle a eu 11 grossesses, presque chacune s'est accompagnée d'éruptions eczémateuses des parties génitales de l'abdomen et des bras. A trois reprises, la première fois, il y a 14 ans, elle a eu des poussées de dermatite aiguë généralisée, suivie de desquamation.

Il y a 3 ans, des tumeurs ont fait leur apparition sur les jambes. Depuis lors, les tumeurs se sont multipliées pendant que quelques-unes disparaissaient. Depuis quelque temps, un certain nombre de tumeurs se sont ulcérées, et les ganglions inguinaux se sont tuméfiés. Le tronc et les membres supérieurs sont indemnes, mais il s'est fait depuis quelque temps des ulcérations des gencives, des amygdales, de la face inférieure de la langue et de divers point, de la muqueuse buccale.

(1) *Dermatological Society of London*. Séance du 13 juillet, 1898.

Observation XXIII

Micosis fongoïde; période de prémycosique, tumeurs. Adénopathies. Œdèmes considérables. Saillies végétantes des plis axillaires et inguinaux (1).

Cyrille G..., 51 ans, marchand de couleurs, entre le 16 mars 1895.

Début en juin 1893 à la suite d'un coup de soleil, par rougeur généralisée avec prurit intense. Après rétrocession, l'éruption s'est manifestée de nouveau sous forme de taches rouges arrondies, prurigineuses, plus ou moins saillantes, qui ont envahi presque tout le tégument.

Il y a deux mois (février 1895), des saillies végétantes ont apparu dans les aines et les aisselles. En septembre, il s'était produit de l'œdème des jambes, qui a disparu momentanément sous l'influence du régime lacté. Il n'y a jamais eu d'albuminurie.

La peau est épaissie et un peu indurée, partout, mais surtout au thorax.

Plaques saillantes, molles, rouges sur les deux joues, le menton ; à leur niveau, l'épiderme desquame en larges lambeaux.

Mêmes plaques sur les tempes et le front.

Dans le creux mentonnier et dans son voisinage, on remarque des saillies végétantes de petites dimensions semblables à des condylômes confluents.

Cuir chevelu, rouge couvert de squames, simulant la séborrhée ; cet état remonte au début de la maladie. Les ganglions préauriculaires sont tuméfiés.

Nombreuses plaques rouges, squameuses, arrondies ou elliptiques sur le thorax, quelques-unes saillantes et semblables aux plaques ortiées.

Les poils ont disparu dans les aisselles.

Membres supérieurs. — Des deux côtés, plaques rouges,

(1) Hallopeau et Salmon. S. F. D., 1835, p. 331.

squameuses en disques ou en anneaux, sur toute l'étendue du membre, excepté sur le sommet des coudes.

Œdème très prononcé des avant bras et des mains, gardant l'impression du doigt.

Hyperkératose palmaire.

Membres inférieurs. — Eruptipn rouge sur les cuisses et les jambes; saillies végétantes semblables à celles des aisselles dans les aines, allongées parallèlement au pli inguinal, confluentes.

Consistance mollasse, pas de desquamation. Elles semblent formées par la confluence d'élevures plus petites.

Les jambes et les pieds sont le siège d'un œdème considérable.

Le fourreau de la verge est épaissi, rouge et parsemé de saillies indurées.

Tuméfaction considérable des ganglions parotidiens, sous-maxillaires, occipitaux, rétro-auriculaires, axillaires (l'un atteint la grosseur d'une noix) et inguinaux. Prurit intense, les ongles sont usés par le grattage, pas de purigo.

Rate normale.

Traitement. — Iodure de potassium, bains de sublimé, pommade à l'ichtyol au cinquième.

13 juin 1895. — La situation s'est notablement aggravée ; les plaques végétantes, des régions axillaire et inguinale ont notablement augmenté de volume ; en beaucoup de régions, de nouvelles nodosités se sont développées, quelques-unes sont d'une couleur violacée excessivement vive et rappellent par leur aspect un très gros bouton de variole avant l'apparition de la vésicule.

Mais le phénomène le plus pénible a été le développement à la tête et aux pieds de lésions eczématiformes. Toute la surface du cuir chevelu est suintante et excoriée, ou recouverte de croûtes mélicériques. De même aux jambes et aux pieds, il existe en même temps une abondante sécrétion séreuse et séro-purulente, l'aspect des lésions est idendique à l'eczéma, mais elles reposent sur des saillies mamelonnées.

Un des phénomènes objectifs remarquables chez ce malade,

est la présence dans toutes les parties du corps de tuméfactions de nature diverse: les unes sont constituées par les infiltrations néoplasiques du derme, une d'elles de la forme et de la dimension d'un œuf de poule, occupe le milieu du menton.

Les végétations inguinales et axillaires se sont accrues dans de notables proportions.

Les engorgements ganglionnaires sont aussi plus considérables ; ainsi la tuméfaction des ganglions préauriculaires a augmenté de façon sérieuse le volume de la face, qui mesure 20 centimètres en largeur. Les oedèmes on augmenté aussi, leur apparition s'explique aujourd'hui, par le fait que l'on perçoit maintenant un souffle d'insuffisance mitrale à la pointe du cœur. Mais l'intérêt que ces œdèmes présente n'est pas diminué par cette constatation, ils sont en effet beaucoup plus considérables que ceux que l'on observe généralement et sont probablement en rapport avec les altéralions qu'a subies la peau et le tissu sous-jacent, altérations qui ont facilité la transsudation du sérum sanguin.

Observation XXIV

Mycosis fongoïde. Eruption scarlatiniforme, décoloration des téguments, tumeurs, saillies végétantes conglomérées (1).

X..., 60 ans, vigoureusement constitué, n'a jamais été malade jusqu'en 1891. Le début de la maladie s'est fait par du prurit et par la formation de plaques rouges aux membres inférieurs. En trois mois, elle se généralisa. Le malade avait en même temps des sudations abondantes. Le prurit est douloureux et s'accompagne d'une sensation de brûlure pénible. Le malade pour se soulager se met nu, et se frictionne soit avec ses ongles qui sont polis et usés, soit avec un brosse ; néanmoins, il n'y a pas de trace de prurigo.

La couleur de la peau est d'un rouge scarlatiniforme intense, moins marquée à la face et aux extrémités. De plus (phéno-

(1) E. Besnier. Deuxième Congrès de Dermatologie. Vienne, 1892.

mène curieux), sur les grandes nappes rouges du tronc, il s'est produit des centres de décoloration et de régression, constituant des disques blancs, tranchant nettement sur le rouge environnant et ayant les dimensions d'une pièce de 50 centimes à une pièce de 5 francs.

Dans toutes les parties rouges, la peau est épaissie, le pli qu'elle forme quand on la prend entre les doigts est accru et sa consistance est augmentée ; cette consistance est telle que les instruments, tranchants introduits pour pratiquer la biopsie, n'y ont pénétré que difficilement.

Il n'y a pas d'œdème.

Les plis que forme la peau sont augmentés, il en existe d'anormaux ; aux aiselles, ils forment de véritables bourrelets ; on distingue en outre dans cette région, des saillies végétantes conglomérées que séparent les sillons ; ces saillies qui méritent le nom de papules, ne sont que l'exagération d'un état mamelonné qui existe sur la plus grande surface du tégument ; en beaucoup de points, elles sont circumpilaires : il en est ainsi à la face et à l'abdomen ; beaucoup sont le siège d'une dépression punctiforme comblée par un grain solide coloré ou brun sombre.

Dans le dos, on voit des nodules miliaires quirépondent vraisemblablement à l'oblitération des glandes sudoripares.

Taches ecchymotiques sur le cou, d'origine traumatique, le malade tordant sa peau, pour soulager son prurit. Sueurs profuses. Il n'y a jamais eu de suintement ni de desquamation d'aucune sorte. Sur le dos de la langue, on observe une dépression transversale, qu'entourent des saillies papuleuses légèrement indurées et plus sombres que les parties voisines.

Les ganglions du cou, des aiselles, et des aines sont tuméfiés.

Rate et foie normaux.

Biopsie pratiquée par MM. Darier et Jeanselme. — La biopsie a porté sur un fragment de peau érythrodermique.

Durcissement dans la gomme. Les coupes ont été colorées par le picro-carmin ou l'hématoxyline, et montées dans la glycérine ou le baume.

Epiderme. — Couche cornée normale. Le corps muqueux de Malpighi, n'offre qu'un peu d'hypertrophie des bourgeons interpapillaires. Les cellules de la couche profonde sont un peu moins pigmentées que la peau saine. Il n'existe pas de nids épidermiques comme dans l'observation n° III (Lymphodermie scarlat.).

Corps papillaire. — Il est mieux limité que normalement du côté du derme, parceque ce dernier est infiltré de cellules dans sa partie superficielle.

Ce corps papillaire est hypertrophié par places et certaines papilles ont des dimensions anormales.

Les capillaires sont dilatés.

Couche superficielle du derme. — C'est la partie la plus altérée, on y observe des amas cellulaires arrondis ou en forme de triangle à sommet inférieur. Leur caractère saillant est la netteté de leurs contours. Chaque amas correspond en largeur à une série de trois à cinq papilles. Il est toujours séparé de la couche profonde de l'épiderme par une bande de tissu dermique non infiltrée de jeunes cellules. Inférieurement, la ligne de démarcation avec le derme sain est tout aussi nette ; toutefois, on voit s'en détacher, des traînées de cellules embryonnaires, qui pénètrent dans les parties profondes du derme en formant des manchons autour des vaisseaux.

Latéralement, les îlots sont différenciés les uns des autres et sont séparés par des colonnes verticales de derme normal.

Les amas sont composés de cellules nombreuses, à noyau rond, fixant bien le carmin et à protoplasma peu abondant. En un mot, elles ont le caractère des cellules embryonnaires.

Dans ces amas, on voit des blocs cellulaires, arrondis ou allongés, renfermant un grand nombre de noyaux qui remplissent toute la cellule. Il y a des formes de transition entre ces cellules polynucléées et les cellules embryonnaires, des cellules à trois ou quatre noyaux.

Ailleurs, et notamment, dans le point le plus éloigné de la peau saine, le groupement des cellules est bien moins apparent.

Il s'agit ici d'une infiltration diffuse, entre les éléments conjonctifs et élastiques, de cellules à noyaux arrondis ou ovalaires, à protoplasma abondant et finement granuleux. Leur forme, est difficile à apprécier, mais un certain nombre d'entre elles sont polygonales et semblent munies de prolongements.

Par la forme de leur noyau et de leur corps cellulaire, elles se rapprochent donc, des cellules fixes du tissu conjonctif. Le fait le plus important, c'est la présence, dans cette même couche, de cellules géantes typiques, les unes très grandes, et avec une couronne d'une quinzaine de noyaux. Il est impossible d'affirmer ou de nier l'existence d'un réticulum qui servirait de charpente aux éléments contenus dans les amas cellulaires.

Couche profonde du derme. — Presque normale. Elle est seulement sillonnée dans les parties qui confinent à la couche superficielle, par des manchons, périvasculaires que constituent des cellules embryonnaires.

Observation XXV

Erythrodermie, tumeurs, alopécie. Prurit sans prurigo. Adénopathies. Ectropion. Kératite ulcéreuse (1).

D...., André, âgé de 66 ans, a vu son éruption commencer trois ans auparavant après un bain trop chaud, elle était caractérisée d'abord par des boutons rouges disséminés sur les avant-bras, et des plaques suintantes très prurigineuses sur la poitrine et le dos. Depuis lors, elle s'est graduellement étendue, elle envahit la face en septembre 1884, le malade entre alors à Saint-Louis.

La face a une physionomie toute spéciale : la peau y est rouge, luisante, comme vernissée surtout à la région molaire, épaissie et indurée, le cuir chevelu est également épaissi ; au cou et à la nuque, la peau rouge et épaissie présente des plis linéaires ; la peau du dos et de la poitrine est très irrégulièrement épaissie et tigrée de larges taches rouges ; dans les régions

(1) Besnier

du ventre et des reins, la peau est seulement le siège d'un épaississement sclérémateux très accusé au niveau des membres, l'éruption ne s'est pas actuellement généralisée; il n'y a que par places de la rougeur et de l'épaississement de la peau, ultérieurement, il se fait une série de poussées avec réaction fébrile, augmentation de la rougeur et de la tuméfaction cutanées dans les parties où elles existaient, et envahissement de nouvelles régions; le tégument est parfois intéressé dans presque toute son étendue, ces poussées durant quelques jours, elles laissent à leur suite soit de la rougeur, soit une pigmentation avec épaississement. Les cheveux, ainsi que les poils des aisselles et du pubis tombent en totalité, il reste seulement quelques poils aux lèvres et au menton : sur la voûte crânienne, les follicules pileux sont élargis et obstrués par des amas d'épiderme. Il ne se produit pas de desquamation, sauf très passagèrement et dans des régions très limitées. Le prurit est intense et incessant, il donne lieu à de nombreuses marques de grattage, mais non à des lésions de prurigo. Les ganglions des régions parotidiennes axillaires et inguinales sont énormément tuméfiés.

Outre les érythrodermies, il se produit des plaques rouge foncé, très saillantes et de consistance molle, elles s'affaissent bientôt, et laissent à leur place des placards rouges et diffus ; à plusieurs reprises, il survient des éruptions de pustules echtymateuses ou d'impétigo ; parfois on note des ulcérations superficielles et suintantes. Elles sont vraisemblablement consécutives au grattage. Il se produit dans la bouche, sur le bord des lèvres, de petites ulcérations superficielles blanchâtres. En diverses régions, la peau est le siège de nodules très durs qui se déplacent d'un jour à l'autre, quelques croûtes sont enchassées dans la peau au niveau du cuir chevelu. Pendant les poussées, les conjonctives et les cornées sont intéressées : Il en résulte une kératite ulcéreuse ; plus tard, on note que les conjonctives sont injectées et les cornées en partie opaques, et recouvertes de fausses membranes, il y a de l'ectropion. Le malade meurt cinq ans environ après le début de sa dermatose. L'examen du sang avait montré qu'il y avait de la leucocytose et de l'hypoglobulie, mais non de la leucémie; la rate était plutôt petite.

Observation XXVI (Personnelle)

Dûe en partie à l'obligeance de MM. Gastou et Sabareanu.

Jeanne D..., âgée de 24 ans, entrée le 24 mars 1900, salle Henri IV. A eu la gourme dans l'enfance jusqu'à 12 ans. N'urinait pas au lit. Pas de convulsions. Elle a fréquemment des maux de tête, comme sa mère et le frère qui a un pied bot. Pas d'épistaxis. La malade fut réglée à 14 ans; les règles sont irrégulières, peu abondantes, souvent elle est réglée une fois tous les deux mois. Avant les règles, elle souffre beaucoup dans le ventre et les jambes pendant deux ou trois jours. La malade naquit à Beauvais, dans l'Oise, où elle resta dix ans. Puis elle est allée à Gisors dans l'Eure. Elle est à Paris depuis sept mois.

Au mois de janvier, la malade fit une fièvre thyphoïde qui dura six semaines. Pendant trois semaines elle eût 41° et du délire.

Maladie actuelle. — Le début de la maladie actuelle remonte à l'âge de 15 ans (il y a 9 ans). Trois semaines avant le début, elle a eu une peur violente (un homme ivre vint tomber à ses pieds), après cette peur, la malade n'a pas été réglée pendant six mois. A cette époque, on a mis plusieurs fois de la poudre insecticide sur un chat qui venait dans le lit de la malade. La mère de celle-ci prétend que sa fille aurait été fortement incommodée et rendue malade par l'absorption respiratoire de cette poudre et par les piqûres des punaises. La maladie a débuté au cou par des taches rouges et des boutons extrêmement prurigineux, en même temps que survenaient des douleurs et gonflements articulaires qui ont nécessité un mois à six semaines de lit.

L'éruption s'est rapidement généralisée sur tout le corps sous forme de taches et placards érythématho-squameux et prurigineux. Très rapidement, des tumeurs apparaissent sur le corps. La malade a consulté plusieurs fois ; on lui a ordonné différentes pommades et sirops dont elle ne sait pas le nom ; sauf la dernière pommade qu'elle mettait l'année dernière, qui est le glycéré d'amidon. Toutes les pommades employées irritaient la peau davantage. Aussi la malade les supprimait-elle rapidement. Les bains d'amidon qu'elle prenait encore adoucissaient la peau, mais pour un temps très court.

État actuel. — La malade, de taille moyenne, est bien conformée. Elle a maigri légèrement dès le début de sa maladie. Depuis la guérison de sa fièvre thyphoïde, elle a de la fièvre et des transpirations, la nuit, sur le thorax et la tête.

La voix est couverte.

La malade tousse peu et ne crache pas.

L'examen du poumon montre au sommet gauche, une légère submatité, de la diminution de l'inspiration et de l'expiration sans autre signes surajoutés.

Appareil cardiaque. — Palpitations légères. Les battements du cœur sont forts. Il existe un souffle au niveau de l'artère pulmonaire ayant les caractères des souffles anémiques.

Tube digestif. — Quelquefois de l'inappétence. Les selles sont régulières, ni diarrhée, ni constipation.

Le foie. — L'hypertrophie à l'entrée de la malade, diminua depuis.

Rate. — Nettement perçue à la percussion.

Système nerveux. — Insomnie depuis le mois de décembre. En ce moment, céphalalgie. Voit et entend bien. Pas de troubles de la sensibilité. Pas de perte de connaissance. La malade n'est pas nerveuse. Son intelligence est normale.

Ses urines varient de volume de 1,000 à 1,500 grammes. Leur réaction est neutre. L'examen chimique des urines, fait par M. le Dr Cathelineau, a donné les résultats suivants, évalués par litre d'urine :

	3 avril	4	11	12	21
Volume	1.145	1.535	1.145	1.535	1.000 cc.
Réaction	neutre	neutre	—	—	acide
Densité	1.016	1.012	—	—	—
Couleur............	jaunâtre	jaunâtre	—	—	—
Dépôt	0	0	—	—	—
Urée	13.60	10.32	8.384	9.76	17.25
Acide phosphatique	1.52	1.60	1.23	1.06	2.33
Chlorures	20.30	27.25	—	—	21 gr.
Sucre	0	0	—	—	—
Albumine	0	0	—	—	—
Peptone............	0	0	—	—	—
Indican	0	0	—	—	—
Pigment biliaire....	0	0	—	—	—
Acide bilieux.......	0	0	—	—	—

Les règles sont supprimées depuis la fièvre typhoïde. La malade est vierge. On ne sent au palper aucune modification appréciable de l'utérus ou des annexes.

La température prise matin et soir est très irrégulière

et varie entre 37° 5 et 39° 8. On ne peut pas établir une courbe définie.

L'examen du sang donne les résultats suivants : globules rouges, 3,940,000 ; globules blancs, 24,880, se décomposant en lymphocytes, 17 p. 100 ; mononucléaires, 26 p. 100 ; polynucléaires, 46 p. 100 ; éosinophiles, 11 p. 100. Il n'existe pas d'hématies nucléées. La proportion des globules blancs aux globules rouges est de 1 p. 158 environ. Le corps thyroïde est normal. La malade accuse des douleurs osseuses fréquentes dans les bras et les jambes.

Etat de la peau. — La malade présente un érythème généralisé sur tout le corps. Cet érythème s'accompagne en plusieurs points d'un épaississement véritablement éléphantiasique du derme, et par places, de desquamation de l'épiderme. A l'état éléphantiasique du derme se joint à la face et aux membres inférieurs un œdème transitoire plus ou moins accentué et variant suivant les heures de la journée ou les périodes de la maladie.

Il n'existe pas de suintement ni d'exsudations appréciables ; mais par suite du prurit très violent, il y a sur le corps de nombreuses érosions de grattage avec croûtelles sanguinolentes.

Les lésions de grattage existent aussi bien sur les néoplasies que dans les autres points. Comme particularité éruptive, il existe entre les orteils, des lésions d'allure dyshydrosique, déterminant la production de bulles. On ne rencontre ces éléments éruptifs qu'au niveau des pieds.

En dehors de l'érythème et de l'épaississement de la peau, il existe des néoplasies, des tumeurs rouges disséminées sur tout le corps, avec prédominance au dos et à la région lombaire.

Ces tumeurs varient comme dimensions, du volume d'un pois et d'une noisette à celui d'un œuf. Elles ne sont en aucun point pédiculées; les unes sont lisses à surface régulière, d'autres sont mamelonnées, irrégulières, papillomateuses, framboésiformes, excoriées, et croûtelleuses à leur surface.. Elles ne sont point douloureuses. En aucun point, il n'y a de grosse masse, néoplasique exulcérée, suintante ou sanguinolente.

Ces éléments ne sont pas les seuls formant néoplasie. Il existe profondément dans la peau des noyaux d'infiltration, que l'on sent un peu partout en promenant la main sur la surface des téguments. Les noyaux forment dans les seins des masses dures, surtout dans le sein gauche.

Il faut ajouter encore comme saillie néoplasique la tuméfaction énorme des ganglions des régions inguinale et axillaire. En ces points, il existe de véritables masses coalescentes d'hypertrophies ganglionnaires. Mais dans ces masses, on sent encore au palper chaque ganglion isolé. Il n'y a point de péri-adénite; c'est une hypertrophie en masse. Les ganglions du mésentère ne sont pas sentis; mais les signes d'auscultations perçus dans le tiers supérieur du poumon gauche, la toux quinteuse et la fièvre peuvent être facilement en rapport avec la lésion des ganglions médiastinaux et péri-bronchiques.

Les ganglions cervicaux, sterno-mastoïdiens, et sous-maxillaires participent, mais à un degré moindre, à l'hypertrophie ganglionnaire générale.

En somme, on peut dire que tout le système lymphatique, y compris la rate, est pris dans son ensemble.

Les autres particularités éruptives à signaler sont les suivantes : au cuir chevelu, séborrhée intense avec érythème et alopécie. Les cheveux sont très abondants, sains bien plantés.

La face et le front sont légèrement œdémateux, les plis accusés, saillants ; il existe également une desquamation fine.

Le cou et la poitrine ont le même aspect : érythème, squames et épaississement. Au cou, pas de tumeurs ; celles-ci existent abondamment sur la poitrine et surtout dans le dos où elles sont à leur développement maximum.

Le dos, les lombes et les fesses sont, avec la face antérieure des cuisses, les parties les plus atteintes. Dans ces régions, le derme a subi un épaississement éléphantiasique considérable ; les tumeurs y sont agglomérées et très volumineuses. Les lésions de grattage sont au maximum d'intensité.

On voit encore dans ces parties et surtout au niveau du sternum des espaces de peau saine.

Le même aspect se rencontre à l'abdomen, au niveau de l'ombilic, qui est entouré d'une peau blanche et lisse, alors que toute la paroi est érythémateuse, éléphantiasique et couverte de tumeurs.

Les membres reproduisent les altérations du tronc, mais à un moindre degré. On y rencontre également des tumeurs ; on biopsie l'une d'elles.

La paume des mains et la plante des pieds est sèche, kératosique. Sur la plante des pieds, il existe de larges lambeaux d'exfoliation scarlatiniforme, il s'y joint des fissures et des éraillures profondes très douloureuses. Ces mêmes éraillures existent également à la face dorsale des pieds et des mains.

L'ensemble des lésions exfoliatrices aux pieds et aux mains rappelle l'aspect d'une dermatite exfoliatrice.

Les ongles des pieds et des mains sont normaux ; sur les membres, il existe un développement de poils follets d'une intensité anormale.

La malade éprouve une sensation de distension cutanée des plus désagréables.

On institue un traitement consistant en électrisation et douches tièdes. Sous son influence, on observe une diminution du prurit, mais en revanche, l'apparition de douleurs générales, que la malade localise surtout dans les articulations et dans les os. Elle se plaint de faiblesses ; cet état dure pendant trois semaines.

M. Fournier ordonne de faire tous les jours à la patiente une injection de 4 milligrammes d'huile au biiodure de mercure. On en pratique vingt. Vers la seizième ou dix-septième, on constate une rougeur généralisée de la peau, des démangeaisons plus fortes, la malade se trouve mal souvent, surtout à la sortie de la douche, et souffre de poussées sudorales très abondantes.

M. Fournier se basant sur ces symptômes, en même temps que sur des vertiges et palpitations, diagnostique une intoxication mercurielle. On supprime le traitement et on fait à la malade des injections de sérum artificiel. Petit à petit, dans l'espace de 10 jours, l'érythrodermie et les poussées sudorales s'amendent.

État actuel de la peau. — Rougeur généralisée, mais un peu moins intense que précédemment. Le nez paraît cliniquement sain, sa blancheur exagérée tranche vivement sur le fond rouge environnant.

On voit quelques petits placards de peau saine sur le thorax et sur l'abdomen où ils prennent la forme d'un losange très allongé entourant l'ombilic.

L'aspect éléphantiasique qu'on observait à la fesse s'est beaucoup exagéré, on constate en effet à ce niveau de larges saillies séparées par des dépressions profondes, une exagération marquée des plis normaux de la peau, qui est très épaissie, et une rougeur intense.

Les tumeurs qui siègent sur les fesses, soit spontanément, soit à la suite de grattages se sont ulcérées et font beaucoup souffrir.

On observe l'apparition d'une nouvelle tumeur au sein droit.

La figure et les membres sont le siège d'une desquamation abondante.

Les ganglions inguinaux, axillaires, sous-maxillaires et épitrochléen sont très tuméfiés. Les ganglions cervicaux le sont moins ; le préauriculaire n'est pas perceptible.

A la percussion, on sent nettement la matité de la rate et l'augmentation du volume du foie.

Voici maintenant l'analyse des urines, faite pendant ces derniers jours, par M. Rodolphe Dubray, préparateur du laboratoire de la faculté à l'hôpital Saint-Louis, que nous remercions bien vivement du service qu'il a bien voulu nous rendre.

Analyse d'urine (10 juin 1900)

Volume des 24 heures. 2370 cc.
Odeur : *Sui generis.*
Couleur : Ambre jaune.
Réaction : Franchement acide.
Consistance : Fluide.
Aspect : Trouble.
Dépôt : Léger dépôt poussiéreux.
Densité : 1010.

	par litre	en 24 heures
Urée	6 gr 305	14, 942
Nacl	7.488	17,746
P^2O^5	0,9874	2,3401

Sucre : 0.
Albumine : 0
Pigments biliaires : 0.

(12 juin 1900).

Volume des 24 heures : 2,250 cc.
Odeur : *Sui generis.*
Couleur : Ambre jaune.
Réaction : Faiblement acide.
Consistance : Fluide.
Aspect : Trouble.
Dépôt : Léger.
Densité : 1,011.

	par litre	par 24 heures
Urée	7566	17,0236
Nacl	9594	21,5865
P^2O^5	1,101	2,4772

Sucre : 0.
Albumine : 0.
Pigments biliaires : 0.

(13 juin 1900)

Volume : 1,320.

Odeur : Aigre non désagréable.

Couleur : Jaune citrin.

Réaction : Acide.

Consistance : Fluide.

Aspect : Troubles.

Dépôt : Assez notable.

Densité : 1,016.

Urée : 8,967 par litre, 11,836 en 24 heures.

Nacl 11,116 — 14,,6718 —

P^2O^5 :1,2027 — 1,5875 —

Sucre : 0

Albumine : 0.

Pigments biliaires : 0. Par l'addition d'acide azétique formation d'un cercle rose, entre l'urine et l'acide.

15 juin 1900

Volume : 1.970.

Odeur : Normale.

Couleur : Jaune citrin.

Réaction : Acide fortement.

Consistance : Fluide.

Aspect : Légèrement trouble.

Dépôt : Assez notable.

Densité : 1.012.

Urée : 7.566 par litre ; 14.905, 24 heures.

Na Cl : 9.945 — ; 19.591, —

$P^2 O^5$: 0,95 — ; 1.8715, —

Sucre : 0.

Albumine : 0.

Bile : 0.

Légère coloration rose à peine marquée après addition d'acide azotique vitreux.

16 juin 1900

Volume : 1.680.

Odeur : *Sui generis*.

Couleur : Jaune brun.

Réaction : Faible acide.

Consistance : Fluide.

Aspect : Trouble.

Dépôt : Assez abondant.

Densité : 1.014.

Urée : 8.827 ; 13.446.

Na Cl : 10.41è ; 16.452.

$P^2 O^5$: 1.15 ; 1.817.

Sucre : 0.

Albumine : 0.

Bile : 0.

17 juin 1900

Volume : 1.680.

Odeur : *Sui generis*.

Couleur : Jaune orange.

Réaction : Acide.

Consistance : Fluide.

Aspect : Trouble.

Dépôt : Léger.

Densité : 1.013.

Urée : 6.305 ; 10.592.

Na Cl : 97.106 ; 15.298.

'6' : $P^2$8 1.646.

Sucre : 0.

Albumien : 0.

Bile : 0.

18 juin 1900

Volume : 1.750.

Odeur : *Sui generis.*

Couleur : Jaune citrin.

Réaction : Acide.

Consistance : Fluide.

Aspect : Trouble.

Dépôt : Assez notable.

Densité : 1.011.

Urée : 6.408 ; 11.214.

Na Cl : 9.100 ; 16.925.

$P^2 O^5$: 0,88 ; 1.54.

Sucre : 0.

Albumine : 0.

Bile : 0.

CONCLUSIONS

1° D'après ses caractères anatomopathologiques, le mycosis fongoïde n'est pas un sarcôme;

2° Sa structure histologique, se rapproche beaucoup du lymphadénôme.

3° Il en diffère cependant par la présence de Plasmazellen et de Mastzellen, par la multiplication et la déformation des cellules fixes du tissu conjonctif, par l'apparition en quantité anormale de polynucléaires, par la dilatation des vaisseaux et l'hyperplasie de leurs parois.

4° Tous ces caractères différentiels rappellent exactement les modifications anatomo pathologiques que l'on rencontre dans l'inflammation;

5° L'ensemble histologique qui caractérise, le mycosis fongoïde peut-être dû, soit à une néoplasie vraie (qui, dans le cas particulier ne saurait être qu'un lymphadénôme) à laquelle serait venu se surajouter une inflammation d'origine infectieuse secondaire;

6° Soit à une inflammation spéciale comme la syphilis ou la tuberculose, créant de toutes pièces le mycosis, et donnant cliniquement l'impression d'une tumeur.

7° La présence des nids cellulaires intra-épidermiques décrits par Darier, qui rappellent le processus de formation des tumeurs, plaide en faveur de la nature néoplasique vraie du mycosis fongoïde.

8° La coexistence chez un même individu de leucémie, ou de lymphadénomes hépatiques, rénaux etc. et de mycosis fongoïde sont un argument en faveur de la nature lymphadénique de cette affection.

9° Il est donc logique de croire que le mycosis fongoïde est un lymphadénome modifié et défiguré par des infections secondaires surajoutées.

BIBLIOGRAPHIE

Pour la bibliographie du mycosis fongoïde, on consultera avec fruit les traités classiques : KAPOSI, BESNIER, et DOYON, GAUCHER, TENNESON, BROCQ et JACQUET, HALLOPEAU et LEREDDE, UNNA, etc.

Voici maintenant, par ordre de date, les diverses monographies, communications etc., concernant cette affection.

ALIBERT. Cliniques de l'Hôpital Saint-Louis ou Traité complet des maladies de la peau (Paris 1833).

BAZIN. Leçons théoriques et cliniques sur les affections cutanées artificielles (Paris 1862).

HARDY. Leçons sur les affections cutanées dartreuses (Paris 1862).

KOBNER. Klinische und expériment. mittheilungen a. d. Dermat. und syph. (Erlangen, 1864, p. 33).

GUÉRARD. Du mycosis fongoïde généralisé ; des rapports qu'offre cette affection avec l'éléphantiasis des Grecs. (Paris 1863).

XAVIER GILLOT. Etude sur une affection de la peau, décrite sous le nom de mycosis fongoïde (lymphadénie cutanée) Thèse, Paris 1868.

LANDOUZY. Mémoires de la Société de Biologie (octobre 1871, p. 184)

DEBOVE. Bulletin de la Société Anatomique (octobre 1872).

TILBURY FOX. Skin Disaeses. Third édition, London 1873.

DEMANGE. — Du Mycosis fongoïde ou lymphadénie cutanée (Annales de Derm. et Syphil. 1re série, 1873, p. 120).

DEMANGE. — Etude sur la lymphadémie et ses diverses formes. Thèse, Paris, 1874.

V. NANTURRI. — Tre casi di mycosis fongoïdes (Il Morgagni. Genn. e Febr. 1877.)

PHILIPPART. — Com. à l'Académie Royale de Belgique (21 août 1880.

M. CHARLOUIS. — Ueber Papillonna tropicum (framboesia) (Wiert el jahresschrift fur Dermat. und Syph. 1881, t. XIII p. 431).

HILLAIRET. — Un cas de M. F. (Annales de Dermat. et syph.. 1881, p. 103).

E. BESNIER. — Sur un cas de tumeur de la peau à évolution clinique analogue à celle du cancer (cancer clinique) et à détermination histologique ambigüe, participant des caractéres du lymphadènome et du granulóme (Annales de Derm. et Syph. 1881, p. 637.

TOMMASO DE AMICIS. — Contribuzione clinica ed anatomo pathologica allo studio del dermo-linfo-adenoma (Micosi fungoïde di Alibert) Napoli. Tipografia. Trani, 1882.

LORENZO MANINO. — Sulla Micosi fungoïde di Alibert (Giornale ital. delle malattie veneree dellea pelle 1882, p. 348).

L. GALLIARD. — Contribution à l'étude de la lymphadénie cutanée (Annales de derm. et syph., 1882, p. 145).

KOBNER. — Beerschwammaenlichen Multiplen Papillar Geschwülsten der Haut (Berlin, Klin. Wochenschrifft, 1883).

P. FABRE. — (De Commentry). des manifestations cutanées de la lymphadénie, (Paris. 1884).

AUSPITZ. — Ein fall von granuloma fongoïdes (Viertel f. Dermal. und syph., 1885, p. 123).

KARL HOCHSINHER. — Zur frage der granuloma fongoïdes, (Viertel. f. dermat. und syph., 1885, p. 711).

KAPOSI. — Ueber eine neue form von Haulkrankheit « Lymt

phodermia perniciosa » zugleich ein Beitrâg zur Pathologie der Leukâmic (Mediz, Jahrbüch, der K. K. Gesellschaft der Aertze in Wien, 1885).

Traduction intégrale par A. Doyon (Annales de D. et S. 1885, p. 400).

VIDAL ET BROCQ. — Étude sur le M. F. (France Médicale, nos 79-85, t. II. 1885).

LÉON PERRIN. De la sarcomatose cutanée. (Thèse. Paris, 1886.)

KARL HOCHSINGER et EDUARD SCHIFF. Z. Lehre von granuloma fongoïdes. (Viertel. f. dermat. und syph. 1886.)

G. H. TILDEN. Mycosis fongoïdes, (Boston médical and surgical journal, octobre 1885.

Cinquante neuvième congrès des médecins et naturalistes allemands. Mycosis fongoïde. Discussion ; Kobner, Neisser, Schiff, Lewin, Geber), in : Monatshefte f. Prakt. dermat., 1886, no 11.

E. BESNIER. Lymphomatose cutanée généralisée. (Lymphodermie pernicieuse de Kaposi). Annales de derm. et syph., 1886, p. 847.

H. HALLOPEAU. Du M. F. (Revue des sciences médicales de Hayem, 1887.)

KAPOSI. Ueber M. F. und ihre Beziehungen zu anderen ahnlichen Erkrankungs formen (Wiener med. Wochenschrift, 1887.)

KAPOSI. Ueber M. F. (Wiener med. Wochenschrift, 1888, no 19.)

HENRY W. BLANC. Report of a case of M. F. of Alibert. (Journal of cutan. and gen. ur. diseases, July Aug., 1888.)

PÉLISSIER. — Du M. F. ou lymphadénie cutanée (Thèse, Montpellier, 1889).

DUBREUILH. — Un cas de M. F. (Annales de la polyclinique de Bordeaux, janvier 1889).

VIDAL. — Mycosis fongoïde (Réunions cliniques de l'hôp. Saint-Louis ; Annales de D. et S., 1889, p. 555).

HALLOPEAU. — Sur une nouvelle forme de lymphodermie pernicieuse (Compte rendu du Congrès international de dermatologie, à Paris, 1889).

BRUCHET.—Un cas de M.F. (Annales de D. et S. 1889, p. 579).

BROCQ et MATTON. — Un cas de M. F. (Annales de D. et S., 1891, p. 583)..

HALLOPEAU. — M. F. (Annales de D. et S., 1891, p. 704.

HALLOPEAU et JEANSELME. — Sur la forme érythrodermique généralisée du M. F. et les poussées aiguës qui surviennent dans le cours de cette maladie (Annales de D. et S., 1891).

TENNESON. Un cas de M. F. (Annales de Derm. et Syph. 1892. Page 31).

E. BESNIER. Deux observations nouvelles pour servir à l'histoire clinique du M. F. etc. (Annales de Derm. et Syph. 1882. P. 241.

HALLOPEAU et BARIÉ. Sur un cas de M. F. (Annales de Derm. et Syph. 1892. Page 524).

L. PHILIPPSON. Histologie du M. F. typique (Annales de Derm. et Syph. 1892, p. 528).

E. BESNIER et H. HALLEPEAU. Sur les Erythrodermies du M. F. (Annales de Derm. et Syph. 1892, p. 987).

A. BREDA (de Padoue). Erythèmes et micro organisme dans le M. F. (IIe congrès de Dermatologie et Syph. Vienne, 1892).

HALLOPEAU et PHULPIN. Sur un cas de M. F. d'emblée, avec gangrène massive et dénudation du squelette. (Annales de Derm. et Syph. 1892, p. 1255 et 1893, p. 357).

HALLOPEAU et JEANSELME. Un cas de M. F. avec grangrène progressive, localisation palatine et induration scléreuse presque généralisée de la peau (Annales de Derm. et Syph. 1892, p. 1262 et 1893, p. 277).

A. MARIANELLI. Sopra un caso di granuloma fungoïde (micosi fungoïde di Alibert) (Giornale italiano delle malattie venerce della pelle, 1892, p. 173.

VIDAL. Présence de parasites dans le sang, dans un cas de M. F. (Annales de Derm. et Syph. 1893. Page 289.)

FOX. Case of Mycosis fongoïdes. (New-York, Dermatological Society, 1893.)

ENNESSON. Mycosis fongoïde. (Annales de D. et S. 1893, page 848.)

QUINQUAUD et LEREDDE. Note sur deux cas de M. F. (Annales de D. et S. 1893, page 1276.)

DUBREUILH. M. F., période prémycosique ayant duré 30 ans. (Annales de la polyclinique de Bordeaux. Mars 1893, p. 225.)

E. LEREDDE. Contribution à l'étude histologique du M. F. (Annales de Derm. et Syph. 1854, p. 509.)

R. A. MAC DONNELL. A case of Mycosis fongoïdes. (Journal of cutancous and gen. urin. diseases. Janvier 1894, p. 12.

LUSTGARTEN. A case of Mycosis fungoïdes. (New-York Dermatological Society, 1894 ; 231 regular meeting.)

HALLOPEAU. Caractères cliniques du M. F. (XIe Congrès international de Rome. Compte rendu in. Archiv für Derm. und Syph. 1894, tome XXIX, p. 153.)

LEREDDE. Sur un cas de M. F. (Annales de Derm. et Syph. 1895. p. 207.)

HALLOPEAU et SALMON. Sur trois cas de M. F. (Annales de Derm. et Syph. 1895, p. 331.)

HALLOPEAU et GUILLEMOT. — Sur deux anciens et deux nouveaux cas de M. F. (Annales de Derm. et Syph., 1895, p. 540).

LEREDDE. — Présentation d'un malade atteint de M. F. — Etude clinique et histologique (Annales de Derm. et Syph. 1895, p. 551).

KAPOSI. — Présentation de malades atteints de M. F. (Société Viennoise de Dermatologie, compte rendu in Wiener mediz. Presse, 1895, p. 624).

ALBRECHT VOLCKERS. — Ueber granuloma. Mykosis fungoïdes der Haut (Münchener mediz. Abhandlungen. 1re série, n° 14 avec deux dessins. München, 1895.)

A. STEPANOFF. — Mycosis fongoïde (Société de syphiligraphie et Derm. russe. Séance du 29 avril 1895).

MALHERBE. — Contrib. à l'étude du M. F. (Thèse, Paris, 1895).

L. Philippson. — Di un caso di micosi fungoïde tipica con localizazzione interne (Giornale italiano delle malattie veneree e della pelle. Décembre 1895, p. 445).

Hallopeau et Bureau. — Sur une érythrodermie mycosique avec hyperkératose palmaire et plantaire et peut-être néoplasie initiale (Annales de Derm. et Syph., 1896, p. 522).

Hallopeau et Bureau. — Sur un cas de M. F. avec poussées bilieuses (Annales de Derm. et Syph., 1896, p. 547).

Hallopeau et Bureau. — Sur un mycosis fongoïde avec localisation initiale, éruptions polymorphes et végétations axillaires et inguinales (Annales de Derm. et Syph., 1896, pages 1082, 1264 et 1427).

Wickham. — Sur des nodules intradermiques non saillants, à surface plane, faisant corps avec l'épiderme, rencontrés dans un cas de M. F. (Annales de Derm. et Syph., 1896, p. 1425).

Halloppeau et Bureau. — Sur un cas de M. F. avec masque spécial et prurigo. (Annales de Derm. et Syph., 1897, p. 52).

Caposi. — Cas probable de M. F. (Wiener Klin med. Wochenschrift, 1897, p 1,023).

Wolters. — Sur le M. F. (Congrès des médecins allemands, à Francfort sur le Mein. Compte rendu in : Archiv. für. Dermatologie und Syph. 1897, t. xxxvii, p. 266.

Hallopeau, Bureau et Weil. — Notes sur un cas de M. F., éruptions psoriasiformes, néoplasies sous-cutanées, lésions rénales ; tentatives d'inoculation à un macaque (Annales de D. et S., 1897, p. 571).

Hallopeau et Weil. — Sur un cas d'érythrodermie prémycosique avec lésions buccales et pharyngées (Annales de Derm. et Syph., 1897, p. 651).

Besnier et Hallopeau — Sur un cas de M. F. d'emblée avec lésions aigues multiformes. Vérifications histologiques (Annales de Derm. et Syph., 1897, p. 743).

HALLOPEAU. — Sur quatre cas de M. F. (Annales de Derm. et Syph, 1897, p. 1115).

P. GALLI — Psoriasi, eczéma, micosi fongoïde. (Clinica dermosifilopatica della R. Universita di Roma (1517).

J. T. BOW. — Mycosis fungoïdes and sarcomatosis. (Journal of cutaneous and. gén. urin. diseases, 1897, p. 65).

HALLOPEAU, LEREDDE et LAFFITTE. Nouvelle étude sur un cas de M. F. (Annales de derm. et syph. 1898, p. 69).

HALLOPEAU et BARTHÉLÉMY. Note sur un cas de M. F. (An. de D. et S. 1858, p. 127.

DU CASTEL et LEREDDE. Anomalies de la période prémycosique (An. de D. et S. 1898, p. 353.

BALZER et MERCIER. Erythrodermie prémycosique avec poussées de purpura (An. de D. et S. 1898, p. 348).

PAYNE. Mycosis fongoïdes (Dermatological society of Gréat Britain and Ireland. (24 novembre 1898).

H. von HEBRA Mycosis fongoïdes (Société Viennoise de Dermatologie, 9 mars 1898.

J. V. HYDE et F. H. MONTGOMERY. De la période prémycosique du M. F. (American Dermatologial, Association Réunion annuelle de 1898).

CARLESS. Présentation de malade à la Dermatological, Society of London (13 juillet 1898).

J. V. SHOEMAKER. Mycosis fongoïdes with référence to a case (Journal of the American medical. Association 1898, p. 892).

HALLOPEAU et TOSTIVINT. Sur un nouveau cas d'érythrodermie prémycosique (Annales de D. et S. 1899, p. 148).

V. AUGAGNEUR. A propos d'un cas de M. F. anormal (Annales de D. et Syph. 1899, p. 445).

A. J. MINNE. Un cas de sarcôme simulant le M. F. (Annales de D. et S. 1899, p. 751).

IMPRIMERIE F. DEVERDUN, BUZANÇAIS (INDRE).

www.ingramcontent.com/pod-product-compliance
Ingram Content Group UK Ltd.
Pitfield, Milton Keynes, MK11 3LW, UK
UKHW020339230726
13925UKWH00003B/872